U0247313

全本全注全译丛书

中华经典名著

唐文吉　唐文奇◎译注

温疫论

中华书局

图书在版编目(CIP)数据

温疫论/唐文吉,唐文奇译注. —北京:中华书局,2020.7
(2023.10 重印)
(中华经典名著全本全注全译丛书)
ISBN 978-7-101-14587-8

Ⅰ.温… Ⅱ.①唐…②唐… Ⅲ.瘟疫论-中国-明代
Ⅳ.R254.3

中国版本图书馆 CIP 数据核字(2020)第 094207 号

书　　名	温疫论
译 注 者	唐文吉　唐文奇
丛 书 名	中华经典名著全本全注全译丛书
责任编辑	宋凤娣
责任印制	管　斌
出版发行	中华书局
	(北京市丰台区太平桥西里 38 号　100073)
	http://www.zhbc.com.cn
	E-mail:zhbc@zhbc.com.cn
印　　刷	北京盛通印刷股份有限公司
版　　次	2020 年 7 月第 1 版
	2023 年 10 月第 4 次印刷
规　　格	开本/880×1230 毫米　1/32
	印张 9　字数 250 千字
印　　数	20001-24000 册
国际书号	ISBN 978-7-101-14587-8
定　　价	28.00 元

目录

前言

一

明朝崇祯年间，瘟疫连年，尤其是辛巳（1641）年，大疫几乎遍及全国，南北直隶、山东、浙江等处尤其严重。次年，吴又可在总结诸多临床经验教训的基础上，写成《温疫论》一书。

吴又可（约 1592—1672），名有性，字又可，江苏吴县（今江苏苏州）人。居太湖中洞庭山，明末清初医家。《清史稿》有其简略传记，并称"古无瘟疫专书，自有性书出，始有发明"，其传世著作就是《温疫论》。

《温疫论》，许多版本作《瘟疫论》，书中亦有多处作"瘟疫"。但在吴又可看来，"温"和"瘟"只不过是同一个字的不同写法，"不可因易其文，以温、瘟为两病"。否则，必将"枝节愈繁，而正意愈乱，学人未免有多歧之惑矣"（《温疫论·正名》）。所以，我们不必拘泥于到底是"温疫"还是"瘟疫"，本书用"温疫"，主要是依从更早的版本。我们点校《温疫论》，使用的底本为文渊阁《四库全书》本，参校本为曹炳章主编《中国医学大成》本，并参考了人民卫生出版社 2007 年出版的张志斌整理本。这三个版本都是较为权威和成熟的，虽然前两个版本书名都作"瘟疫论"。但更早的版本，如康熙年间新聚堂本、金陵长庆堂本，都作"温疫"。"温疫"一词作为书名在当今学界的认可度也更高。在我们所写的题解、注释和译文中,泛论疫证之处我们仍用"瘟疫",以符合白话文的语言习惯,但在有所特指之处则用"温疫"。

二

关于瘟疫,吴又可之前的医家,虽有零散论述,但并没有形成专书,对瘟疫的病因、病机和治疗方法,也没有系统的论述。因为古代交通不便,人员流动性小,虽然各种疫情频发,但不易造成大规模流行。在不同时期,各地医生参与瘟疫的救治,依然是以不变应万变,按基本理论和方法,辨证论治,也有效果,但其经验未必能完整地记录下来。再加上不同时期、不同地方的瘟疫病状各不相同,人们也不容易总结其共性。

吴又可生活的明末清初,瘟疫不但多,而且波及面广、持续的时间长,这样一来,每次瘟疫来袭,对于当时的医者就是一番大考。无数医生在这一次次瘟疫中捉襟见肘,甚至无计可施。当时,大家都认为,瘟疫是外感的邪气。既然是邪气,那就不离风、寒、暑、湿、燥、火这"六淫"的范围;既然是外感,治疗方法必在《伤寒论》中。这看上去循规蹈矩,但实际上却收效甚微。

当时的医生,在临床中遇到很多困惑,比如:瘟疫到底是个什么病呢?是风?是寒?还是湿?如果说它是时令病,怎么一年四季都有呢?病人恶寒、发热、头项强痛,像是太阳证,用桂枝汤、麻黄汤,怎么都没效果呢?病人口苦、咽干、目眩,甚至胁痛,符合少阳证的特征,用小柴胡汤加减,怎么没效呢?既有表证,又有里证,现在遵守《伤寒论》中有表先解表的原则,为什么病还加重了呢?危重病人,明明是脉微欲绝,手足厥冷,用参附汤回阳救逆,怎么用了就死呢?病人都吐蛔了,《伤寒论》中明言可以用乌梅丸,可是用了怎么无效呢?明明病人已经出了汗或泻下了,病势都好转了,怎么又忽然复发了呢?下一步要怎么办呢?

这些困惑,都被吴又可解开了。吴又可认为:瘟疫这个病的病因不是风,不是寒,也不是湿,而是天地之间别有的一种疠气,它跟天地人三者都有关系。为什么见三阳经证，用三阳经的方药无效？是因为邪气并不在三阳经，它的根源在膜原，只是浮越到了三阳经而产生相应的症状而已。为什么既有表证又有里证，先解表无效？是因为邪在里。"有表先解表"的本义，其实是"有邪先去邪"，哪怕有表证，也要先用下法。危重病人脉微欲绝，手足厥冷，不是虚脱，是内闭外脱，还是要开闭的，用参附汤只是助热助邪，使人速死而已。汗下后病好转，如果复发，只要脉证同前，就是余邪未尽，还可以再汗再下的。吴又可强调治病方向对了，就不要犹豫。

因此，不明病源病势，不知邪之所在，仅仅是浮光掠影地看到一些表象，然后照搬东汉张仲景《伤寒论》的条文，去套用方剂，是没有用的。而这却是当时医学界的通弊。

三

吴又可《温疫论》中的观点，在当时的医界是振聋发聩的。只是，这本书还没来得及发行开来，大明王朝就在战火和瘟疫疠气中覆灭了。到了清朝，《温疫论》越来越受到人们的重视，出现了大量的版本，也影响了一大批医家。清人更深入地学习《伤寒论》，主张活学活用，也重新认识时令病，出现了叶天士、吴鞠通、王孟英、雷少逸、柳宝诒、何廉臣等一大批优秀的医家，他们在后世被称为"温病派"。温病派的特点是：不拘经论，但善用仲景方，也善于灵活运用仲景方之外的各种方剂；其用药轻灵，疗效迅速，因为他们从不以方套病，而是深究病情、病因，用方因人而异、因时而异、因地制宜。而且，他们遇到的病，无论外感内伤，诸邪化火的情况较多，因此，在治疗上不必拘于六经传变，务必保其津液，通透气机，因势利导，给邪气以出路。可以说，这些品格和思路，都是吴又可的《温疫论》开的先河。于是，《温疫论》对后世的影响，已经远远不止于治疗瘟疫，它成了后世学医之人必读的一部经典。

当然，随着后人认识的深入，温病派诸多名家往往对《温疫论》也颇有微词。

比如,清末柳宝诒在《温热逢源》一书中有《辨正吴又可〈温疫论〉各条》,其中说:"吴氏所论温疫中后治法,大概与伏温相合,故后来张石顽、蒋问斋等治温热病,每每引用。惟方药粗悍,宜于藜藿壮实之体,而不宜于膏粱虚弱之人耳。"其间有两重意思:第一是《温疫论》影响之深远,不仅在治疗瘟疫,而且其思想可以用于治疗各类温热病,对张石顽、蒋问斋等著名医家都有很大的影响。张石顽是清初四大家之一,其思想直接影响了叶天士;蒋问斋的《医略十三篇》和《问斋医案》也是温病学的重要著作。第二,说吴又可方药粗悍。这也不冤枉,细读《温疫论》,我们也会发现,其使用方药的确比较单调,不是很精。哪怕是有浮游余热,都用白虎汤,而后人的辛凉诸法更为稳妥。养胃生津,后人则用芦根之类。这也正体现了其后温病诸家在用药方面的探索和锤炼。

再比如,吴又可是"温""瘟"不分的。其实在他之前,二者就分得很清楚,吴又可自己就说当时很多医家"指冬之伏寒至春至夏发为温热,又以非时之气为瘟疫"。吴又可故意将二者混为一谈,其实是为了发现它们的关联,这种做法到王孟英那里做到了极致。到了清末雷少逸那里,此举又备受诟病:"温热本四时之常气,瘟疫乃天地之厉气,岂可同年而语哉?"(《时病论》)但他对于吴又可治疗瘟疫的方法,是认可的,他说:"咸丰八载至同治纪元,吾衢大兵之后,继以凶年,沿门合境,尽患瘟疫。其时丰父子诊治用方,皆宗又可之法也。"概念的分分合合,其实都是为了加强对事物本身的认识。

在我们看来,《温疫论》是有局限的,但吴又可的首创之功不容抹煞。因此,读《温疫论》,我们要着眼于其开拓性,这是阅读本书的基本原则之一。

四

学习这样一部开先河式的经典著作,还应该有极强的原典意识,即重视著作原文的阅读和理解。这一点看似简单，但当今学者在读古人书时，却往往做不到。他们更习惯于高高地站在局外，对古人进行评价，或探究书中言辞的出处，或梳理后人对此书的研究和评论，而非回到原典本身。这样到了运用该书的时候，就只能是寻章摘句，而不得其精神实质。如果以这种姿态读医书，那对于临床不仅毫无帮助，甚至是有害的。有鉴于此，我们在对《温疫论》进行译注时，只求疏通文义，使读者能够顺利阅读原著，尽量不节外生枝，旁征博引，以免搅扰读者的思维。

原文之外，是我们做的题解、注释和译文，其目的，是帮助读者读懂原文。

和大多数中医古籍一样，《温疫论》是用浅易的文言文写成的，并无佶屈聱牙之处，因此，我们没有逐句做文献或义理方面的探源和延伸。注释除了对其中较为生僻的字词做出解释以辅助阅读，主要侧重于对中医术语和方剂的解说。为省去读者翻检之劳，全书中一些术语和方剂有重出。很多方剂有不同版本，也就是在不同的古籍中，药物组成并不相同，我们尽量取通行版本，或者取吴又可书中现成的方剂。有些方剂后注明加姜或加枣煎制，往往是权宜之计，如果不是必要的药味，我们一概省去。读者幸勿拘泥。

在译文方面，我们花的时间和心思最多，但仍感词不达意。文言文翻译成白话文，在某种程度上甚至丢失了原有的思维方式。翻译中医经典，有时更像翻译一首诗。比如"脉静身凉"，朗朗上口，可以挂在嘴边，作为温热病痊愈的标准，如果翻译成"脉象变得平和，体温恢复正常"，反而不易记忆，外行人仍然似懂非懂，内行人反倒不能迅速抓住要领。文言文以其简要的文辞和强大的表现力，不仅使人印象深刻，还把更多的空间留给读者去理解和感悟。白话文则要求表达准确，因此把很多空灵的地方都填实了。因此我们的译文虽尽力追求信、达、雅，但仍难称完美，仅供参考。

每篇开头的"题解"，则是帮读者更深入地理解原文，或指明思考的方向，这部分我们用力颇多，并凝聚着自己多年的实践经验、体会和读书心得。其中的很多读书之法，是过去教我读古书的老师们口传心授的，也是紧扣临床实践的，非常有用。不知道这些方法，则不能得原著之真正旨趣。须知，读古人书，最重要的是在精神上与古人续接，而非拘泥于文辞，死于句下。

在《温疫论》的诸多版本中，多有后人批注或内容补充，并非作者原文，所以本书一概不录。尤其是后人的一些补充内容，虽然增加了很多病名、方剂，看似完备，其实已经流于形而下了，并不利于读者参透原著的精神要旨。

庚子大疫期间，接中华书局责任编辑宋凤娣女士紧急约稿，我们用了整整三个月的时间，心无旁骛地对《温疫论》进行了仔细的点校、注释和译解。在此过程中，我的学生福建三明的何俐大夫和湖南岳阳的毛敏大夫提供了很多协助，在此一并致谢。

虽然这本书我们很早就读过，但经过这一番细致的字斟句酌，我们对本书的理解又进了一步。希望这本书的出版，会促使更多的有识之士阅读《温疫论》，乃至阅读和理解更多的中国医学古籍。

由于我们水平有限，加之时间仓促，书中错谬之处难免，还望读者朋友们批评指正。

唐文吉

2020 年 5 月于北京

自叙

　　夫温疫之为病^①，非风，非寒，非暑，非湿，乃天地间别有一种异气所感^②。其传有九^③，此治疫紧要关节^④。奈何自古迄今，从未有发明者。

【注释】

①温疫：又作"瘟疫"。在吴又可的术语体系中，"瘟疫"即"温疫"。详见本书"正名"条。

②异气：区别于风、寒、暑、湿、燥、火这六淫邪气的一种独有的邪气。

③传：疾病的传变。吴又可认为温疫的传变有九种方式，详见"统论疫有九传治法"条。

④关节：关键点。

【译文】

　　温疫这种病，不是风，不是寒，不是暑，不是湿，而是天地之间另有的一种邪气所感而成的病，它的传变方式有九种，这是治疗温疫病非常重要的关键点。奈何从古到今，没有被发现和阐明。

　　仲景虽有《伤寒论》^①，然其法始自太阳^②，或传阳明，或传少阳，或三阳竟自传胃。盖为外感风寒而设，故其传法与温疫自是迥别。嗣后论之者纷纷③，不止数十家，皆以伤寒为辞，其于温疫证则甚略之。是以业医者所记所诵，连篇累牍，俱系伤寒。及其临证，悉见温疫。求其真伤寒，百无一二。不知屠龙之艺虽成④，而无所施，未免指鹿为马矣⑤。

【注释】

①《伤寒论》：东汉医家张仲景著《伤寒杂病论》，其中关于伤寒的内容，经晋代王叔和整理，又经北宋校正医书局校订而成《伤寒论》。该书以六经为框架，阐述外感病的治疗规律及其误治后的补救措施，共列398条，113方。现存金代成无己《校注伤寒论》本和明代赵开美影宋本《伤寒论》。

②太阳：在这里是指伤寒六经之一，与下文阳明、少阳合称三阳。

③嗣后：从此以后。

④屠龙之艺：《庄子·列御寇》："朱泙漫学屠龙于支离益，单千金之家。三年技成，而无所用其巧。"学得屠龙的技术，但无龙可屠。在此意指伤寒之学虽然高妙，但无法用于治疗当时的温疫。

⑤指鹿为马：典出西汉司马迁《史记·秦始皇本纪》："赵高欲为乱，恐群臣不听，乃先设验，持鹿献于二世，曰：'马也。'二世笑曰：'丞相误邪？谓鹿为马。'问左右，左右或默，或言马以阿顺赵高。"指着鹿，说是马。比喻颠倒黑白，混淆是非，此处指刻意将温疫病看作伤寒。

【译文】

张仲景虽然有《伤寒论》，但其论治方法是从太阳经开始，有的传入阳明，有的传入少阳，有的直接从三阳经传入胃腑。此法是为治疗外感风寒而设的，所以它的传变方式跟温疫自然大有区别。后世医家谈论《伤寒论》的非常多，著述不止好几十家，都在讲伤寒，对于温疫证却很忽略。

所以从事医学的人所记、所读的长篇大论，都是伤寒的内容。等到临床看病，却都是温疫，真正的伤寒病，寥寥无几。好比学成了屠龙的本事，却无处施展，就难免指鹿为马，混淆是非，误把温疫病当成伤寒了。

  余初按诸家，咸谓：春、夏、秋皆是温病①，而伤寒必在冬时。然历年较之，温疫四时皆有。及究伤寒，每至严寒，虽有头疼、身痛、恶寒、无汗、发热②，总似太阳证③，至六七日失治，未尝传经。每用发散之剂，一汗即解。间有不药亦自解者，并未尝因失汗以致发黄、谵语、狂乱、苔刺等证④。此皆感冒肤浅之病⑤，非真伤寒也。伤寒、感冒，均系风寒，不无轻重之殊。究竟感冒居多，伤寒希有。况温疫与伤寒，感受有霄壤之隔。今鹿马攸分⑥，益见伤寒世所绝少。仲景以伤寒为急病，仓卒失治，多致伤生，因立论以济天下后世，用心可谓仁矣。然伤寒与温疫，均急病也，以病之少者，尚谆谆告世；至于温疫多于伤寒百倍，安忍反置勿论？或谓温疫之证，仲景原别有方论，历年既久，兵火湮没，即《伤寒论》乃称散亡之余，王叔和立方造论⑦，谬称全书。温疫之论，未必不由散亡也明矣。

【注释】

①温病：对以发热、热象偏盛的一类外感病的总称，与伤寒相对。东汉张仲景《伤寒论·辨太阳病脉证并治上第五》概括温病的特点是："发热而渴，不恶寒。"发生于春季的温病称春温、风温，发生于夏季的温病称暑温，发生于秋季的温病称秋燥，发生于冬季的温病称冬温等，此外还有湿温等。具有强烈传染性和流行性的一类温病称温疫；传染性小、不引起流行的，仍称温病。

②恶（wù）寒：怕冷。多见于寒邪袭表，或者阳郁于里，不能外达。

③太阳证：太阳为三阳之中阳气最盛者，又主一身之表。寒邪伤人，先犯太阳。东汉张仲景《伤寒论·辨太阳病脉证并治上第五》云："太阳之为病，脉浮，头项强痛而恶寒。"这是最基本的太阳证。

④发黄：指皮肤呈现黄色，又常称作黄疸。谵（zhān）语：即说胡话。苔刺：舌苔有芒刺，多见于热证。

⑤感冒：泛指感受外邪而发病，所指比较宽泛，与现代医学所言之"感冒"有所不同。冒，指感受邪气非常轻浅。故冒风、冒寒，即浅度的感风、感寒。

⑥鹿马攸分：仍用指鹿为马的典故，意为鹿是鹿，马是马，分得特别清楚。攸，语助词，无实义。

⑦王叔和（201—280）：名熙，字叔和，西晋医家。他为中国医学做出两大重要贡献：一是整理《伤寒论》，一是著述《脉经》。

【译文】

我最初看到，众多医家都说春季、夏季、秋季都是温病，而伤寒一定是在冬季。然而经过多年的比较，温疫一年四季都有，而究及伤寒，都发生在严寒季节，虽然有头疼、身上疼痛、恶寒、无汗、发热，总是类似太阳证，等到六七天，即使没有采取正确的治疗措施，也没有传经，变成其他。在治疗上，经常用发散的药剂，一旦出汗，病就会好。也有不用药就能自愈的，并未曾有因为发汗不当而引起皮肤发黄、说胡话、狂乱、舌苔芒刺等症状。这都是感受外邪比较表浅的病，并不是真正的伤寒。伤寒、感冒，都属于风寒，不能说没有病轻病重的区别。毕竟感冒居多，伤寒比较少见。何况温疫与伤寒，其所感受的邪气有天壤之别。现在它们之间的区别很明显，越来越看到伤寒病世上罕见。张仲景认为伤寒是急性病，匆忙间治疗不当，就会伤人，所以写了《伤寒论》以惠泽天下后世，可以说是用心仁厚。但伤寒和温疫，都是急病，伤寒病少，尚有《伤寒论》谆谆教导世人，而温疫要比伤寒多百倍，怎么反而忍心丢在一旁不加讨论呢？

有人说，关于温疫，张仲景也另有方论，只不过年代久远，在兵火中遗失淹没了。即使是《伤寒论》也是一些残存的，王叔和在此基础上立方造论，谎称是张仲景留下来的完整的书。所以，仲景关于温疫的论述，未必不是散失了，这是很明显的。

崇祯辛巳①，疫气流行，山东、浙省、南北两直②，感者尤多，至五六月益甚，或至阖门传染③。始发之际，时师误以伤寒法治之，未尝见其不殆也④。或病家误听"七日当自愈，不尔，十四日必瘳"⑤，因而失治，有不及期而死者；或有妄用峻剂⑥，攻补失序而死者；或遇医家见解不到，心疑胆怯，以急病用缓药，虽不即受其害，然迁延而致死者，比比皆是。所感轻者，尚获侥幸；感之重者，更加失治，枉死不可胜记。嗟乎！守古法不合今病，以今病简古书原无明论，是以投剂不效，医者彷徨无措，病者日近危笃，病愈急，投药愈乱。不死于病，乃死于医；不死于医，乃死于圣经之遗亡也⑦。吁！千载以来，何生民不幸如此。

【注释】

①崇祯辛巳：公元 1641 年。崇祯，明思宗朱由检的年号，始于 1628 年，终于 1644 年，也是明朝作为大一统王朝的最后一个年号。

②浙省：辖境大致相当于今浙江省。南北两直：明朝设南直隶和北直隶，由朝廷直接管理。南直隶是直隶南京的地区，包括十四府：应天府、凤阳府、庐州府、淮安府、扬州府、苏州府、松江府、常州府、镇江府、徽州府、宁国府、池州府、太平府、安庆府和徐州、滁州、和州、广德州。北直隶则是直隶北京的地区，包括顺天府、永平府、保定府、河间府、真定府、顺德府、广平府、大名府、宣府和延

　　庆州、保安州。

③阖门：全家。

④不殆：不被陷入困境。

⑤七日当自愈，不尔，十四日必瘳（chōu）：如果七日没有自愈，十四日必然自愈，因为"七日一来复"，所以七天是人体的一个周期。但七日当自愈之说，是东汉张仲景《伤寒论》中针对轻浅伤寒病症而言的，并不适用于温疫。瘳，病愈。

⑥峻剂：峻猛的药剂。往往或补或泻，力度过大，在非常必要时使用，能力挽狂澜，误用则伤人。

⑦圣经：指医圣张仲景的著作。此处说病人的死是因为医圣著作的遗失，略带讥讽语气。

【译文】

　　崇祯辛巳年，瘟疫之气流行，山东、浙江、南北直隶，感染的人尤其多，等到五六月份，更加严重，有的甚至全家感染。开始出现的时候，当时很多医家误用治疗伤寒的方法来治，一个个陷入窘境。有的病家误信"七天当自愈，否则，十四天必自愈"的说法，因此耽误了治疗，很多人还没到七天就死了；有人乱用猛药，攻补次第杂乱，以至于死；有的则是医家见识和理解不到位，心疑胆怯，用缓药治急病，虽然没有马上使病人受害，但也因拖延而误人致死，如此等等，比比皆是。如果感染的疫邪轻，或许病人能够侥幸逃脱；如果感受的疫邪重，再加上治疗失误，冤死之人就不可胜数了。哎！拘守古人的方法，于今天的病并不合用，可能是因为今天这些病在古书上找不到明确论述吧，所以用药没有效果，医者迷惘彷徨，手足无措，病者一天比一天危急，病越急，投药越乱。病人不是死于病，而是死于医生的误治；不是死于医生误治，而是死于医圣张仲景著作的遗失。哎！千年来，生民竟不幸到了这个地步！

　　余虽固陋①，静心穷理，格其所感之气②，所入之门，所

受之处，及其传变之体，平日所用历验方法，详述于下，以俟
高明者正之③。

　　　　时崇祯壬午仲秋姑苏洞庭吴有性书于淡淡斋④

【注释】

①固陋：固塞鄙陋，见识浅薄。此处为自谦之词。

②格：推究。《礼记·大学》："致知在格物。"

③俟：等待。

④崇祯壬午：即公元 1642 年。

【译文】

　　我虽然浅陋，但静下心来，思考这些道理，推究温疫所感染的邪气，
它们从哪里进入人体，人体哪里受病，邪气传变的情况，以及我平日所用
而且有效的方法，详述于下，等待高明之人指正。

　　　　时在崇祯壬午年仲秋姑苏洞庭吴有性书于淡淡斋

上卷

原病

【题解】

本篇是对瘟疫为病的综述,也是《温疫论》全书内容的总纲。

此前医家论瘟疫的起因,不外乎六淫之邪:风、寒、暑、湿、燥、火,要么就引《黄帝内经》"非其时而有其气"之论。在吴又可看来,这些都无以解释瘟疫的特殊和惨烈。吴又可发现,导致瘟疫的,别有一种疠气。

这股疠气从口鼻而入,潜伏于膜原,阻闭气机,它往表游溢,则会出现三阳经症状;往里传变,则会导致各种里证。要治瘟疫,必须把邪气排出体外,而逐邪的最好方法,莫过于审时度势,看清病邪的来龙去脉,因势利导。

本篇出现的内容,在后文各条还会有详细阐述,所以,在阅读的过程中如有疑惑,可默而存之,随着继续学习,可以豁然而解。

病疫之由,昔以为非其时有其气^①,春应温而反大寒,夏应热而反大凉,秋应凉而反大热,冬应寒而反大温,得非时之气,长幼之病相似以为疫。余论则不然。

【注释】

①非其时有其气：某个时令出现了本不属于这个时令的气候。东汉
　张仲景《伤寒论·伤寒例》有："凡时行者，春时应暖而反大寒，夏
　时应热而反大凉，秋时应凉而反大热，冬时应寒而反大温，此非
　其时而有其气。是以一岁之中，长幼之病多相似者，此则时行之
　气也。"

【译文】

瘟疫的来由，过去人们都以为是因为某个时令出现了本不属于这个
时令的气候，春天应该温暖却很冷，夏天应该很热却很凉，秋天应该凉却
很热，冬天应该冷却很暖，人遇到了不属于这个季节的气候，于是老少同
病，病情相似，这就叫"疫"。我的观点却不是这样。

夫寒热温凉，乃四时之常，因风雨阴晴，稍为损益①。假
令秋热必多晴，春寒因多雨，较之亦天地之常事，未必多疫
也。伤寒与中暑，感天地之常气；疫者感天地之疠气②，在岁
运有多寡③，在方隅有厚薄④，在四时有盛衰。

【注释】

①损益：这里指一年四季的寒热温凉，会根据天气阴晴风雨的或多
　或少，而稍有增减。损，减少。益，增多。
②疠气：指天地之间的某种不正之气，容易导致瘟疫。后文又作"戾
　气"，意同。
③岁运：不同年岁的大运气候特点。
④方隅：方位，地区。

【译文】

春暖、夏热、秋凉、冬寒，是一年四季的常规，因为风雨阴晴，会有所
出入。比如秋天如果热，肯定是晴天多，春天如果冷，肯定是因为经常下

雨,这也是天地之间的常事,未必会导致瘟疫。伤寒和中暑,都是人体感受天地之间常规的气;瘟疫则是感受天地间的疠气,疠气会根据每年的大运气候特点而或多或少,在不同的区域会有厚薄,在一年四季也有盛衰。

　　此气之来,无论老少强弱,触之者即病。邪自口鼻而入,则其所客,内不在脏腑,外不在经络,舍于夹脊之内①,去表不远②,附近于胃,乃表里之分界,是为半表半里,即《针经》所谓"横连膜原"是也③。

【注释】

①夹脊:此处相当于膜原,处于半表半里之间。

②去:距离。

③《针经》:又称《灵枢经》,是现存最早的中医理论著作,共九卷,八十一篇,与《素问》九卷合称《黄帝内经》。南宋史崧将原《灵枢经》改编为二十四卷本,成为了现存最早和唯一行世的《灵枢》版本。膜原:清代何秀山《重订通俗伤寒论》中讲:"膜者横膈之膜,原者空隙之处,外通肌腠,内近胃腑,即三焦之关键,为内外交界之地,实一身之半表半里也。"膜原也泛指伏邪在人体内潜伏的部位。

【译文】

这股疠气一来,无论老人少年,无论身体强弱,只要碰到,都会得病。邪气从嘴巴、鼻孔进入后,既不停留在内部的脏腑,也不停留在外面的经络,而是停留在夹脊之内,离体表不远,在胃附近,是表里的分界之处,所以叫半表半里,也就是《灵枢经》所说的"横连膜原"处。

　　胃为十二经之海①,十二经皆都会于胃,故胃气能敷布于十二经中②,而荣养百骸③,毫发之间,弥所不贯。凡邪在经为表,在胃为里,今邪在膜原者,正当经胃交关之所,故为半表半里。

【注释】

①海:汇聚。《黄帝内经·灵枢经·海论第三十三》:"胃者,水谷之海,其输上在气街,下至三里。冲脉者,为十二经之海,其输上在于大杼,下出于巨虚之上下廉。膻中者,为气之海,其输上在于柱骨之上下,前在于人迎。脑为髓之海,其输上在于其盖,下在风府。"从经文字面意思看,胃是水谷之海,冲脉才是十二经之海,但因为以冲脉隶于胃,全赖胃气,所以也可以说胃为十二经之海。

②敷布:即普遍而周全地分布。

③百骸(hái):全身各个组织器官的统称。

【译文】

胃是十二经之海,十二经脉的精气都可以汇聚于胃,所以胃气也能普遍而周全地分布到十二经脉中,去营养全身各处,哪怕再细微的地方,都无所不到。但凡邪在经,都可以看作在表,在胃则为在里。现在邪在膜原,为经和胃之间交界的地方,所以是在半表半里。

其热淫之气浮越于某经①,即能显某经之证②。如浮越于太阳,则有头项痛、腰痛如折;如浮越于阳明,则有目痛、眉棱骨痛、鼻干;如浮越于少阳,则有胁痛、耳聋、寒热、呕而口苦③。大概观之,邪越太阳居多,阳明次之,少阳又其次也。

【注释】

①热淫:指热邪过盛。淫,过多的意思。

②显某经之证：按照中医六经辨证理论，太阳、阳明、少阳、太阴、少
　　阴、厥阴六经各有特定的症状。

③寒热：即寒热往来，身上寒与热交替出现。

【译文】

　　邪气在膜原，郁而生热，过多的热邪往哪一经浮越，就能显示出哪
经的症状。比如，如果浮越于太阳经，则会出现头疼、后项痛，或腰痛得
好像断了一样；如果浮越于阳明经，则有眼睛痛、眉棱骨痛、鼻中发干；如
果浮越于少阳经，则有胁下痛、耳聋、身上一会儿觉得冷一会儿觉得热，
恶心呕吐，而且口苦。大致而言，邪热往太阳经上浮越得最多，阳明经次
之，少阳经更少。

　　邪之所著①，有天受，有传染。所感虽殊，其病则一。凡
人口鼻之气，通乎天气。本气充满②，邪不易入；本气适逢亏
欠，呼吸之间，外邪因而乘之。昔有三人，冒雾早行，空腹者
死，饮酒者病，饱食者不病。疫邪所著，又何异耶？若其年
气来之厉，不论强弱，正气稍衰者，触之即病，则又不拘于此
矣。其感之深者，中而即发③；感之浅者，邪不胜正，未能顿
发，或遇饥饱劳碌，忧思气怒，正气被伤，邪气始得张溢④，荣
卫营运之机⑤，乃为之阻，吾身之阳气，因而屈曲，故为热。

【注释】

①邪之所著（zhuó）：指人体被病邪所感染、附着。

②本气：人体自身的正气。

③中（zhòng）：遭受。

④张溢：扩张壮大。

⑤荣卫运营之机：即气血在经络中运行并发挥作用的机制。荣卫，

又作"营卫"。气血营卫是中医的重要概念。姚国美《病理学讲义》:"其输送于脏腑者,则曰气血;其流行于经络者,则曰营卫。盖营者,血也;卫者,气也。气而云卫者,以健运周身之阳,固表而捍卫于外也;血而云营者,以根中守固之阴,守营而固中也。营行脉中,卫行脉外,阴阳相随,内外相贯,如环无端。要之,气血即营卫之体,营卫乃气血之用,体同用别,故同源而异名也。"

【译文】

邪气能感染、附着于人体,有的是从天而来的,有的是从他人那里传染而来的。来源虽然不一样,但病症是一样的。人的鼻子和嘴巴都可以呼吸,与天之气相通。当人体自身的正气充足,邪气自然无隙可乘;如果本身正气恰好有所亏欠,那么,在呼吸之间,外界的邪气就乘机进入了。以前有三个人,早上冒着大雾出行,后来,空腹出门的死了,喝了酒的病了,出门前吃饱了的没有生病。瘟疫邪气对人的影响,与此又有什么不同呢?如果某年,疠气来得强烈,人们无论身体强弱,只要正气稍衰,感染了就会生病,又不拘泥于这些。感受邪气深的,马上发病;感受邪气浅的,邪气不能压过正气,没能马上发病,不久之后,或遇到饥饱劳碌等饮食作息不调,或遇到忧思恼怒等情绪,正气被伤到,邪气才开始扩张壮大,阻碍了营卫的运行,我们身体的阳气就被阻遏了,曲折不得通行,所以化为热。

其始也,格阳于内①,不及于表,故先凛凛恶寒,甚则四肢厥逆②。阳气渐积,郁极而通,则厥回而中外皆热。至是但热而不恶寒者,因其阳气之通也。此际应有汗,或反无汗者,存乎邪结之轻重也。即使有汗,乃肌表之汗。若外感在经之邪,一汗而解。今邪在半表半里,表虽有汗,徒损真气,邪气深伏,何能得解?必俟其伏邪已溃③,表气潜行于内④,

乃作大战，精气自内由膜原以达表。振战止而后热，此时表里相通，故大汗淋漓，衣被湿透，邪从汗解，此名战汗。当即脉静身凉⑤，神清气爽，霍然而愈。然有自汗而解者，但出表为顺，即不药亦自愈也。

【注释】

①格阳于内：阳气被格拒在体内。

②厥逆：即因气逆不通、阴阳之气不能顺接而导致的疾病。如手足冰凉而体内发热，是阳气不能外达；晕厥，是神气不能外达。厥，《黄帝内经·素问·厥论篇第四十五》唐代王冰注："厥，谓气逆上也。"

③伏邪：潜伏在体内的病邪。外邪袭入人体，没有马上发病，可能会潜伏下来，待到时机成熟再发病，叫伏邪为病。很多疾病病因，都跟伏邪有关。溃：即溃散，伏邪在体内呈胶着状态，溃散之后，才能松动并排出体外。

④表气：行于体表的气，多指卫气，它在体表保护人体不受外邪侵犯。

⑤脉静身凉：脉象平静，身体由发热转凉。这是外感疾病痊愈的标志。

【译文】

发病之初，阳气被阻闭在体内，不能到达体表，所以人会感觉怕冷，甚至四肢逆冷。阳气渐渐积累，气机郁到了极点可能会重新打通，手足厥逆会重新回暖，里外都是热象。从此，只有热象，没有恶寒，因为阳气通了。这时候，应该有汗，有人反而没有汗，这取决于邪气在体内郁结程度的轻重。即使出汗，也只是肌表的汗。如果是外感的在经的邪气，一出汗病就解除了。现在邪在半表半里，体表虽然出汗，也只是伤人的正气而已，邪气伏在深处，并不能随汗而解。一定要等到伏邪从里边溃散，体表的卫气，入里抗邪，然后出现剧烈的震颤并出汗，人体的精气从内经过膜原，到达体表。等到震颤出汗停止，然后身上渐渐发热，这时表里相通，所以大汗淋漓，衣服和被子都湿透了，邪气随着汗而解出，这就叫战汗。战汗后，马上脉静身凉，神清气爽，疾病霍然而愈。当然，也有通过普通的出汗而解除病邪的，总之邪气能以汗的形式从体表出去，是最顺的，哪怕不吃药，也会自愈。

伏邪未溃，所有之汗，止得卫气暂通，热亦暂减，逾时复热。午后潮热者^①，至是郁甚，阳气与时消息也^②。自后加热而不恶寒者，阳气之积也。其恶寒或微或甚，因其人之阳气盛衰也；其发热或短或长，或昼夜纯热，或黎明稍减，因其感邪之轻重也。

【注释】

①潮热：有规律地发热，每天一次，像潮水一样准时，往往发于午后到日暮时分。

②与时消息：随着时间的变化，或减弱或滋长，往来循环。语出《周易·丰》："日中则昃，月盈则蚀，天地盈虚，与时消息。"消，减弱。息，滋生。

【译文】

伏邪还没有溃散的时候，所有的汗，只能使体表之气暂时通畅，热也随之暂时减退，过了一些时候依然会发热。如果出现午后潮热，是因为阳气会随着时间的变化而消长，到了午后，郁积到了极点，所以发热。从此以后热势增加而不怕冷，也是因为阳气的积累。怕冷的程度，有人轻有人重，也取决于他们阳气的盛衰；发热的情况，有人时间短，有人时间长，有的是在白天发热，有的是在夜晚，有的到黎明稍微减轻，这些都取决于他们所感染邪气的轻重。

疫邪与疟仿佛^①，但疟不传胃，惟疫乃传胃。始则皆先

凛凛恶寒,既而发热,又非若伤寒发热而兼恶寒也。至于伏
邪动作,方有变证②。其变或从外解,或从内陷。从外解者
顺③,从内陷者逆④。更有表里先后不同:有先表而后里者⑤,
有先里而后表者,有但表而不里者,有但里而不表者,有表
里偏胜者,有表里分传者,有表而再表者,有里而再里者,有
表里分传而再分传者。

【注释】

①疟:即疟疾,是一种发冷发热有时间规律的疾病,多有传染性。

②变证:因传变而生出的其他病症。

③顺:顺证,疾病向好的方面发展,容易治愈,或可不治而愈。

④逆:逆证,疾病向不利的方向发展,较为难治。

⑤表:指邪气从体表以汗的形式排解。里:指邪气从体内通过大便
　的形式排解。

【译文】

瘟疫之邪与疟疾类似,但疟疾不传胃,瘟疫则传胃。得瘟疫开始都
怕冷,继而发热,这又与伤寒病发热同时又怕冷不同。至于伏邪有所动
作,才会变生其他症状。其变动,要么从外解,要么从内陷。从外解者为
顺证,从内陷者为逆证。还有表里先后的不同:有的先从表解再从里解,
有的先从里解再从表解,有的只从表解不从里解,有的只从里解不从表
解,有的表解里解各有侧重,有的表解里解同时进行,有的从表解后还要
继续从表解,有的从里解后还要继续从里解,有的表解里解同时进行之
后还要继续表解里解同时进行。

　　从外解者,或发斑①,或战汗、狂汗、自汗、盗汗②;从内
陷者,胸膈痞闷,心下胀满,或腹中痛,或燥结便秘,或热结

旁流③，或协热下利④，或呕吐、恶心、谵语、舌黄、舌黑、苔刺等证⑤。因证而知变，因变而知治。

此言其大略，详见脉证治法诸条。

【注释】

①发斑：体表发出红斑，这是体内邪气往外透发的一种形式。

②自汗：醒时汗多。盗汗：入睡后汗出，醒后即止。

③热结旁流：因为粪便坚结于里，不能排出，人体水液从粪便旁流下，导致排出臭水。

④协热下利：表热入里而致泄泻。

⑤舌黑：舌苔发黑，多见于热证。

【译文】

邪从外解，要么表现为发斑，要么表现为战汗、狂汗、自汗、盗汗；邪从内陷，会导致胸膈痞闷，心下胀满，或者腹中痛，或者大便干燥便秘，或者热结旁流，或者协热下利，或者出现呕吐、恶心、说胡话、舌苔发黄发黑，舌上起芒刺等症状。要根据这些具体的症状，判断邪气的变化，再根据这些变化确定治法。

这里只说了个大概，详见后续各条，会详细列举其脉象、症状及治法。

温疫初起

【题解】

本篇详述温疫初起阶段的症状和治法。此时，邪在膜原。膜原属半表半里，是气血阴阳出入的通道。邪气在这里附着、酝酿，必然阻闭气机，这是温疫为病的根本。治法，宜用达原饮，辛香燥烈直达膜原而解其邪。遇有膜原热邪浮越于三阳经的症状，只需稍加三阳经引经药，引导邪气从阳经透散；若舌苔转黄，邪欲传胃，则加大黄，使之从下泄出。总之都是因势利导,但这一切都是建立在达原饮的基础上。

　　达原饮是吴又可首创的方剂,后世又有刘松峰的松峰达原饮和雷少逸的宣透膜原法,都是在吴又可方的基础上加减变化而来,不仅针对温疫,还能治疗伏暑等证。

　　温疫初起,先憎寒而后发热[①],日后但热而无憎寒也。初得之二三日,其脉不浮不沉而数[②],昼夜发热,日晡益甚[③],头疼身痛。其时邪在夹脊之前,肠胃之后,虽有头疼身痛,此邪热浮越于经,不可认为伤寒表证,辄用麻黄、桂枝之类强发其汗。此邪不在经,汗之徒伤表气,热亦不减。又不可下[④],此邪不在里,下之徒伤胃气,其渴愈甚。宜达原饮。

【注释】

①憎寒:一种外有恶寒甚至轻微寒战、内有烦热的症状。

②浮、沉、数:都是脉象。浮脉轻取即得,往往为病在表。沉脉须重按方有,通常为病在里。数脉指脉速快,通常一呼一吸之间五次以上,也就是每分钟八十次以上,往往是有热邪的标志。

③日晡:指一日之中的申时。晡,申时。即下午三时至五时。

④下:泻下的方法。

【译文】

　　温疫初起时,先怕冷,甚至有轻微寒战而发热,以后就只有热象,不再怕冷。刚得病的两三天,脉不浮不沉而数,白天黑夜都发热,黄昏时分尤其厉害,头痛,身体痛。这时候,邪气潜伏在夹脊之前,肠胃之后,即使有头疼身痛,这是热邪往阳经浮越,不能误认为是伤寒邪气在表,而用麻黄汤、桂枝汤之类,强行发汗。此时邪气不在经,发汗只是白白伤了表气,热也不会退。也不可以用泻下的方法,因为邪不在肠胃,泻下只能白白伤了胃气，使口渴加剧。宜用达原饮。

达原饮

槟榔二钱^①　厚朴一钱　草果仁五分　知母一钱　芍药一钱　黄芩一钱　甘草五分

上用水二盅^②，煎八分^③，午后温服。

　　按：槟榔能消能磨，除伏邪，为疏利之药^④，又除岭南瘴气^⑤；厚朴破戾气所结^⑥；草果辛烈气雄，除伏邪盘踞；三味协力，直达其巢穴，使邪气溃败，速离膜原，是以为"达原"也。热伤津液，加知母以滋阴；热伤荣气^⑦，加白芍以和血；黄芩清燥热之余；甘草为和中之用；以后四味，不过调和之剂，如渴与饮，非拔病之药也^⑧。

【注释】

①钱：传统的中药计量单位，一钱的具体分量，各朝代有差异，明清及以后医书中所说的一钱，我们现在通常换算为三克。

②盅：用于喝茶或饮酒的小杯。

③煎八分：指把水煎到原来的八成。古代熬药的炉子和罐子形态各异，不好规定熬药时间的长短，所以用这种方法来确定熬药的程度。煎八分，属于轻煎，取其气。

④疏利之药：具有疏导通利一类性质的药物。

⑤岭南瘴气：指岭南地区山野间因湿蒸郁热，外加动植物腐蚀产生的秽浊气体。

⑥戾（lì）气：指存在于自然界或人体内的某种恶气，容易导致疾病，且具有传染性。本书中"疠气""杀厉之气"皆此义。

⑦荣气：运行于血脉之中，具有营养作用的气，通常也叫"营气"。

⑧拔病之药：拔除疾病的药。这里指一个方子里用于治病的主药。

【译文】

达原饮

槟榔二钱　厚朴一钱　草果仁五分　知母一钱　芍药一钱　黄芩一钱　甘草五分

以上药，用水二盅，煎到水剩八成，午后温服。

　　按：槟榔能消磨体内的邪气，除伏邪，是疏导通利的药，它还能除去岭南的山岚瘴气；厚朴能打破戾气的郁结；草果味辛性烈，其气雄厚，能祛除盘踞伏邪；这三味药协同作用，直达戾气的巢穴，使邪气溃败，迅速远离膜原，所以叫"达原"。热邪会伤津液，所以加知母以清热滋阴；热邪伤营气，影响血液，所以加白芍以和血；黄芩清多余的燥热；甘草起和中的作用。后面这四味药，不过是调和之剂，就像口渴就给水喝一样，并不是拔除病根的药。

　　凡疫邪游溢诸经①，当随经引用②，以助升泄③。如胁痛、耳聋、寒热、呕而口苦，此邪热溢于少阳经也，本方加柴胡一钱。

　　如腰背项痛，此邪热溢于太阳经也，本方加羌活一钱。

　　如目痛、眉棱骨痛、眼眶痛、鼻干不眠，此邪热溢于阳明经也，本方加干葛一钱。

　　证有迟速轻重不等，药有多寡缓急之分，务在临时斟酌，所定分两，大略而已，不可执滞④。

【注释】

①游溢：蔓延，游走散布。

②引用：即加入引经之药，也就是药引子。

③升泄：升腾，排泄。三阳经主升腾，邪气游溢到此，可因势利导，用一些升腾的药物，让邪气散去。

④执滞：执着，拘泥。

【译文】

　　但凡疫邪游走蔓延到了各阳经，就需要随其经用些引药，因势利导，帮助邪气升腾排泄。如果胁痛、耳聋、寒热往来、恶心呕吐、口苦，这是邪热往少阳经蔓延，可在本方的基础上加柴胡一钱。

　　如果腰、背、后项痛，这是邪热蔓延到了太阳经，本方加羌活一钱。

　　如果眼睛痛、眉棱骨痛、眼眶痛、鼻子发干、失眠，这是邪热蔓延到了阳明经，本方加干葛一钱。

　　病症有快有慢，有轻有重，用药有多有少，有缓有急，务必在临床中根据情况而斟酌，才能确定。本书中所定的剂量，也只是个大概而已，不可执着拘泥。

　　间有感之轻者，舌上白苔亦薄，热亦不甚，而无数脉，其不传里者，一二剂自解。稍重者，必从汗解，如不能汗，乃邪气盘踞于膜原，内外隔绝，表气不能通于内，里气不能达于外①，不可强汗②。病家见加发散之药，便欲求汗，误用衣被壅罨③，或将汤火熨蒸，甚非法也④。然表里隔绝，此时无游溢之邪在经，三阳加法不必用⑤，宜照本方可也。

　　感之重者，舌上苔如积粉，满布无隙，服汤后不从汗解，而从内陷者，舌根先黄，渐至中央，邪渐入胃，此三消饮证⑥。若脉长洪而数，大汗多渴，此邪气适离膜原,欲表未表⑦,此白虎汤证⑧。如舌上纯黄色,兼之里证⑨,为邪已入胃,此又承气汤证也⑩。

【注释】

①里气:在体内的气,尤其指胃气。

②强汗:强行发汗。

③衣被壅罨(yǎn):用衣服或被子覆盖、紧裹。罨,掩盖,覆盖。

④非法:不符合理法,即不是正确的方法。

⑤三阳加法:即前文在达原饮的基础上,根据邪气的游溢,在太阳经加羌活,在阳明经加葛根,在少阳经加柴胡的方法,在本书中简称"三阳加法"。

⑥三消饮证:即可以用三消饮来治疗的症候。后言及方证,皆循此例。三消饮,为达原饮加羌活、葛根、柴胡、大黄。详见"表里分传"条。

⑦欲表未表:将要从表解,但还没有解。

⑧白虎汤证:指适合用白虎汤的证候,主要是气分实热,表现为大烦、大渴、大热、脉洪大。白虎汤的药味组成为:生石膏、知母、粳米、生甘草。

⑨里证:与表证相对,通常指口渴、烦躁、大便秘结等。

⑩承气汤证:指适合使用大承气汤、小承气汤或调胃承气汤等泻下类方剂的证候。

【译文】

　　偶尔也有感邪较轻的病人,舌头上白苔也很薄,热象也不厉害,而且没有数脉。只要邪不传里,服用达原饮一二剂,也就好了。稍重的,邪气必从出汗解除,如果不能出汗,那是因为邪气盘踞在膜原,内外隔绝,体表之气不能通于体内,体内之气也不能达于体表,这就不能强行发汗。有的病家见到方子里有发散药,就想赶紧出汗,误用衣服、被子把人裹起来,企图捂出汗来,或用火来烤,用热水来熏蒸，都不是正确的方法。表里隔绝的时候，热邪没有蔓延到三阳经，所以不必用三阳加法，只宜仍用达原饮原方。

　　感邪较重的，舌苔像堆了一层粉，满布舌面，没有空隙，服用达原饮后，邪气没有从出汗而解，反而内陷，舌根部苔先黄，渐渐延伸到舌头中央，邪气逐渐向胃蔓延，这是三消饮证。如果脉洪大而数，出汗很多又口渴，这里邪气刚刚离开膜原，将要从表解，但还没有从表解，这里白虎汤证。如果舌苔是纯黄色，又兼有里证，是邪气已经传入胃中，这又是承气汤证了。

　　有二三日即溃而离膜原者，有半月十数日不传者，有初得之四五日，淹淹摄摄①，五六日后陡然势张者。凡元气胜者毒易传化，元气薄者邪不易化，即不易传。设遇他病久亏，适又染疫能感不能化，安望其传？不传则邪不去，邪不去则病不瘳，延缠日久，愈沉愈伏，多致不起，时师误认怯证②，日进参芪，愈壅愈固③，不死不休也。

【注释】

①淹淹摄摄：缠绵不愈、精神不振的样子。

②怯证：即虚证。

③愈壅愈固：越是壅滞，还越用补法。

【译文】

　　温疫之邪有两三天就溃散离开膜原的；有的半个月、十几天还不传变；有的刚得了四五天，缠绵不愈，到了五六天之后又陡然发作。凡是正气旺的人，则邪气容易传化，正气薄弱的人，则邪气不容易化解，也就是不容易传变。假如遇到有的人本有旧病，时间太长，身体已经亏损，现在又染上疫邪，不能化解，哪能指望它传变？不传变，则邪气不能去掉，邪气不去，则病不能愈，纠缠拖延久了，邪气越陷越深，往往无法治愈。时下的医生误认为这是虚证，每天让病人服用人参、黄芪之类，越补越壅滞，病情越重，医生继续补，直到病人死了才歇手。

传变不常

【题解】

病有传变，即指疾病的发展、变化。疾病的传变是有规律的，东汉张仲景《伤寒论》总结了六经传变的规律，邪从太阳经而入，传入阳明，再传少阳、太阴、少阴、厥阴，此外还有其他的传法，总不外乎六经，不过是次第不同。

吴又可在临床实践中，发现疫邪的传变，不完全遵循这些规律。他的出发点很简单：邪在人体，是会寻求出路的，人体也在努力将邪气排出体外，但这个过程充满了曲折和凶险。医者的作用，就是因势利导，使这个过程更为平顺一些。因此，一切都要从实际出发，根据症状，把握病机，不必拘泥于各种传变规律。没有规律才是"规律"，这就打破了前人关于疾病传变的思维定势。

疫邪为病，有从战汗而解者；有从自汗、盗汗、狂汗而解者；有无汗竟传入胃者[①]；有自汗淋漓，热渴反甚，终得战汗方解者；有胃气壅郁[②]，必用下乃得战汗而解者；有表以汗解，里有余邪，不因他故，越三五日前证复发者；有发黄因下而愈者；有发黄因下而斑出者；有竟从发斑而愈者；有里证急，虽有斑，非下不愈者。此则传变不常，亦疫之常变也。

【注释】

①竟：最终。

②胃气壅郁：胃气被壅滞、堵塞。

【译文】

疫邪导致的疾病，有的通过战汗而解除；有的通过自汗、盗汗、狂汗而解除；有的并不出汗，最终传入胃腑；有的自汗淋漓，反而发热、口渴加剧，最终通过战汗而解除；有的肠胃之气被壅滞、郁闭，必须先用泻下的方法，然后才能通过战汗解除病邪；有的虽然在表出汗了，但体内还有余邪，并没有其他的原因，过了三五天后，以前的病症又复发了；有的发黄，用了泻下的方法而痊愈；有的发黄，用泻下法而发斑；有的最终通过发斑而痊愈；有的里证很急，即使发斑了，但还是要通过泻下才能痊愈。这些都表明，瘟疫之邪的传变没有固定规律，这也正是瘟疫的规律。

有局外之变者①。男子适逢淫欲，或向来下元空虚②，邪热乘虚陷于下焦③，气道不施④，以致小便闭塞，小腹胀满，每至夜即发热，与导赤散、五苓、五皮之类⑤，分毫不效，得大承气，一服小便如注而愈者。或里有他病，一隅之亏，邪乘宿昔所损而传者⑥，如失血、崩带、经水适来适断、心痛、疝气、痰火、喘急⑦，凡此皆非常变⑧。大抵邪行如水，惟注者受之，传变不常，皆因人而使。盖因疫而发旧病，治法，无论某经某病，但治其疫，而旧病自愈。

【注释】

①局外之变：此处指疫病之外，因为身体其他方面的问题导致疫病的变化。

②下元空虚：指肝肾阴虚、命门之火不足之类。下元，三焦之下焦的

　　元气。

③下焦：为三焦之一。关于三焦，历来说法和争议颇多，我们在此可
　　抽象地将其理解为体腔的上中下三个部分，下焦是下部分，在五
　　脏为肝肾。

④气道不施：气机运行的通道不能舒布通畅。

⑤导赤散：药味组成为：生地、木通、淡竹叶、甘草梢。五苓：即五苓
　　散。药味组成为：茯苓、猪苓、白术、泽泻、桂枝。五皮：即五皮饮。
　　药味组成为：陈皮、茯苓皮、生姜皮、桑白皮、大腹皮。这些方剂都
　　有通利小便的作用。

⑥宿昔所损：指过去的疾病所导致的损伤。宿昔，往常。

⑦崩：指崩漏。非经期阴道出血，缓缓而出者称漏，猛然大量流血称
　　崩。带：指女子带下失常。经水适来适断：这是一个简略说法，指
　　女子在感染疫邪发病时，适逢经期，有人月经因此中途阻断，导致
　　热入血室；有人恰好在月经刚过去的时候感染疫邪，此时血虚，或
　　肝肾阴虚，也容易导致邪气下陷。

⑧常变：在此指疫病的常规变化。

【译文】

　　还有一些局外的原因，导致疫病变化。比如，男子恰好房事过度，或
者向来下元亏虚，热邪乘虚而入，陷入下焦，影响了气道，导致小便闭塞，
小腹胀满，每到晚上就会发热，用导赤散、五苓散、五皮饮之类，一点效果
都没有，用大承气汤，一剂之后，小便如注而下，病也好了。有人本来有
其他疾病，以致体内某些方面有亏虚，邪气也会侵入这些薄弱环节，而发
生别样的传变，如失血过多，女子崩漏、带下异常、月经情况，或者心痛、
疝气、痰火、喘急，这些都不是常规的变化。大概而言，邪气就像水一样，
流到哪里，才会在哪里导致疾病，其传变没有常规，都是因人而异。如果
因为感染疫邪而引发旧病，治疗的方法是，不管是哪一经的什么病，只要
把疫病治好了，旧病自然痊愈。

急证急攻

【题解】

病有缓急，缓病缓治，急病急治，一切根据脉证的变化而定。对于一些慢性病，我们可以同一个方子连续用七天；如果疾病变化较快，两三天就要复诊换方，这种情况也很常见；有些疾病，变化特别快，甚至一天就要换好几次方，本篇所叙者便是。本篇内容其实是由一则医案改编而成的，虽然如医案的这种情况很少，但作为一种极端情形，这则医案有极大的参考价值。

急病急治，取效迅速，这也是中医的一大特点。后世由于中医医疗资源的匮乏，人们基本上失去了一天换好几次方子的机会，甚至两三天复诊一次都有困难，往往开一次方就是十几剂，这就无法对付急症了。中医在人们的印象中，也逐渐沦为只治慢性病的慢郎中。

温疫，发热一二日，舌上白苔如积粉，早服达原饮一剂，午前舌变黄色，随现胸膈满痛，大渴烦躁，此伏邪即溃，邪毒传胃也。前方加大黄下之，烦渴少减，热去六七①。午后复加烦躁发热，通舌变黑生刺，鼻如烟煤②。此邪毒最重，复瘀到胃，急投大承气汤。傍晚大下，至夜半热退，次早鼻黑、苔刺如失。此一日之间，而有三变，数日之法，一日行之。因其毒甚，传变亦速，用药不得不紧③。设此证不服药，或投缓剂羁迟，二三日必死。设不死，服药亦无及矣④。尝见温疫二三日即毙者，乃其类也。

【注释】

①热去六七：发热退去六七成。

②鼻如烟煤:鼻孔发黑,像烟煤一样。大热之证才会出现这种现象。

③紧:尽快。

④及:达到效果。

【译文】

温疫,发热一两天,舌苔白厚,像堆起来的粉一样。早上服达原饮一剂,午前舌苔就变成了黄色,随之出现胸膈胀闷,口大渴,烦躁,这是因为伏邪要溃散,邪毒传到了胃腑。于是在前方的基础上加大黄,把它泻出去,服药后,心烦口渴稍减,发热去掉了六七成。午后,又更加烦躁、发热,而且整个舌头都发黑了,生出芒刺,鼻孔也发黑,像烟煤一样。这是因为邪毒继续溃散,传到胃里,使胃火更旺,于是急忙用大承气汤。傍晚,大便泻下,到了半夜,热退了。第二天早上,鼻子上的黑色、舌苔上的芒刺都消失了。这是一天之间,病有三变,本该用几天的方法,一天就用完了。因为邪毒太厉害了,传变也迅速,用药不得不尽快。假设这个病不服药,或者用药太缓,贻误病机,两三天病人就死了。即使不死,服药也没有效果。曾见过患温疫两三天就死了的,都是这类情况。

表里分传

【题解】

邪在膜原,一面向三阳经浮越,一面入于胃腑,即其传变分作表里两途,所以叫"表里分传"。治法,用三消饮,即在达原饮的基础上,加上三阳经的引经药羌活、葛根、柴胡,又加攻里泻下药大黄,使邪从膜原而化,从表而散,从里而下。

温疫,舌上白苔者,邪在膜原也。舌根渐黄至中央,乃邪渐入胃。设有三阳现证,用达原饮三阳加法。因有里证,复加大黄,名三消饮。三消者,消内、消外、消不内外也①。

惟治疫之全剂^②，以毒邪表里分传，膜原尚有余结者宜之^③。

三消饮

槟榔　草果　厚朴　白芍　甘草　知母　黄芩　大黄
葛根　羌活　柴胡

姜、枣煎服。

【注释】

①不内外：介于内外之间的膜原。

②全剂：指在治疗某病上，全方位兼顾的方剂。

③余结：余留的结下的邪气。

【译文】

温疫，舌上白苔满布的，是邪在膜原。如果后来舌根部苔渐渐变黄，蔓延到舌中央，这是邪气渐渐传到胃腑。这时候，如果有三阳经的症状，用达原饮的三阳加法，因为有里证，又加大黄，于是就得到一个新方子叫三消饮。所谓三消，就是消内、消外、消不内外。这是治温疫全方位兼顾的一个方剂，只有在疫邪同时从表从里分途传变，而膜原也有残邪都结的时候，才宜于使用。

三消饮

槟榔　草果　厚朴　白芍　甘草　知母　黄芩　大黄　葛根　羌
活　柴胡

加生姜、大枣，煎服。

热邪散漫

【题解】

温疫皆有热邪，其散漫者，乃气分之热，用白虎汤清之。气分散漫之热,往往源于膜原之邪已溃,或下后热无所依。本篇申明白虎汤用法,具备白虎汤四大证,即大渴、大热、大汗、脉洪大时,可径用之。若脉未至洪大,是邪气仍在膜原,只宜用达原饮;若脉沉苔黄,为邪已入胃,只宜用承气汤。这两种情况下如果用白虎汤,则或冰伏其邪,或徒伤胃气。

温疫,脉长洪而数①,大渴复大汗,通身发热,宜白虎汤。

白虎汤

石膏一两　　知母五钱　　甘草五钱　　炒米一撮

加姜煎服。

　　按:白虎汤辛凉发散之剂,清肃肌表气分药也②。盖毒邪已溃,中结渐开,邪气方离膜原,尚未出表,然内外之气已通,故多汗,脉长洪而数。白虎辛凉解散,服之或战汗,或自汗而解。若温疫初起,脉虽数未至洪大,其时邪气盘踞于膜原,宜达原饮。误用白虎,既无破结之能,但求清热,是犹扬汤止沸耳③。若邪已入胃,非承气不愈,误用白虎,既无逐邪之能,徒以刚悍而伐胃气④,反抑邪毒,致脉不行,因而细小。又认阳证得阴脉,妄言不治。医见脉微欲绝,益不敢议下,日惟杂进寒凉,以为稳当,愈投愈危,至死无悔。此当急投承气缓缓下之,六脉自复⑤。

【注释】

①脉长洪:这两种脉象,多主热。长,指脉象超过本位,首尾端直。洪,指脉来盛去衰。

②清:清热。肃:肃降。肺主肃降,把升浮上逆的气降下去。气分:

属于气的范围的一切,通称气分。

③扬汤止沸:原意指把沸腾的水舀起来再倒回去,使它凉下来不再沸腾,其实只要灶中的火没有熄灭,这就是徒劳的,所以说"扬汤止沸,不如釜底抽薪"。这里指没有破除热结,仅仅是清热的方法,不能根本性去除疾病的根源。

④刚悍:刚烈强悍。这里指白虎汤清热的作用。

⑤六脉:脉分为寸、关、尺三部,左右手各三部,共六部脉,简称六脉。

【译文】

温疫,脉长洪而数,口渴得厉害,又有大汗,全身发热,宜用白虎汤。

白虎汤

石膏一两　知母五钱　甘草五钱　炒米一撮

加生姜煎服。

　　按:白虎汤是辛凉发散的方剂,能清肃肌表气分的热邪。温疫的毒邪已经溃散,体内郁结逐渐打开,邪气刚刚离开膜原,还没有从体表出去,但内外之气已经通畅,所以汗多,脉长洪而数。白虎汤性味辛凉,能解散热结,服下之后,有人战汗,有人自汗,病邪自解。如果温疫初起,脉虽然数,还不至于洪大,这时邪气盘踞在膜原,宜用达原饮。误用白虎汤,无法解散郁结,只求清热,就像扬汤止沸,是没有作用的。如果邪已经进入胃腑,不用承气汤不能治愈,如果误用白虎汤,不但不能攻逐邪毒,只是以其刚烈强悍的清热作用损伤了胃气,反而抑制了邪毒,致使血脉不行,脉象因而变得细小。医生见到这种情况,又会认为是阳证表现出阴脉,于是妄言此病不可治。有的医生见到病人脉细微弱得像要断一样,就更不敢说要用攻下的方法了,只好每天用各种寒凉药品,以为稳当,却越用越危险,一直到病人死了,都不肯悔改。这个时候,赶紧用承气汤,缓缓攻下邪毒,则六脉自然复原。

内壅不汗

【题解】

有表先解表,是东汉张仲景《伤寒论》中的一个重要治疗原则。瘟疫,在既有表证又有里证的情况下,医家根据这个原则,用发汗药,往往无效。其实,"有表先解表"的本意是"有邪先去邪"。伤寒有表证,即寒邪在表,理应先解表;瘟疫之邪在里,所以应先通其里。读经典贵在明其本意,不可执着于字句;临证贵在随机应变,又不可执着于书本。

邪发于半表半里,一定之法也①。至于传变,或出表,或入里,或表里分传。医见有表复有里,乃引经论,先解其表,乃攻其里,此大谬也。尝见以大剂麻黄连进②,一毫无汗,转见烦躁者,何耶?盖发汗之理,自内由中以达表。今里气结滞,阳气不能敷布于外,即四肢未免厥逆,又安能气液蒸蒸以达表③?譬如缚足之鸟,乃欲飞升,其可得乎?盖鸟之将飞,其身必伏,先纵足而后扬翅,方得升举,此与战汗之义同。又如水注④,闭其后窍,则前窍不能涓滴,与发汗之义同。凡见表里分传之证,务宜承气先通其里⑤,里气一通,不待发散,多有自能汗解。

【注释】

①一定之法:既定的法则。

②麻黄:麻黄或麻黄类方剂,常用于发汗。

③气液蒸蒸:在里的津气水液受阳气蒸腾而达于体表。

④水注:一种专供注水于砚的盛水器。

⑤承气:指承气汤类方剂,如大承气汤、小承气汤、调胃承气汤等,根据具体情况选用。

【译文】

疫邪从半表半里开始发,这是既定的。至于传变,有的从体表出去,有的从里面走,有的同时从表里分途而传。医生见到既有表证又有里证,就引用经论,先解其表,再攻其里,这就大错特错了。曾经见过有的医生给病人用了大剂量的麻黄汤类方剂,但一点汗都没有,病人反而表现出烦躁,这是怎么回事呢?发汗的道理,是从体内,经由中焦而到达体表。现在体内之气都结,滞而不通,阳气不能散布于体外,就连四肢都不免厥逆发冷,又怎么能使气和津液蒸腾到达体表而出汗?就好比被捆住了双脚的鸟,想飞起来,怎么可能呢?鸟想要飞,必然要把身体往下一伏,然后先把脚一蹬,再展翅,才能飞起来,这跟战汗的原理相同。又好比水注,把后面的孔堵住,则前面的孔里一滴水都漏不出来,这也与发汗的原理相同。凡是见到表里分传的情况,一定要先用承气汤通里,里面的气一通,不用发散,大多自然能够出汗而病愈。

下后脉浮

【题解】

使用泻下方法之后,本应邪去脉平。现在脉反浮而微数,是里邪除去,余热无所依,便浮游散漫于气分,所以用白虎汤清之,若兼气虚,可以加人参。

里证下后,脉浮而微数,身微热,神气或不爽①,此邪热浮于肌表,里无壅滞也。虽无汗,宜白虎汤,邪从汗解。

若大下后或数下后②,脉空浮而数③,按之豁然如无,宜白虎汤加人参,覆杯则汗解^④。

【注释】

①爽:清爽。

②数下:多次使用泻下方法。

③空浮:浮脉的一种,往往是因气虚使血管不充盈所致。

④覆杯则汗解:病人喝完药后,刚把杯子扣在桌子上,就汗出病解了。形容在很短的时间内汗出病解。医书中常用"覆杯而愈""效如桴鼓"等形容疗效之迅速。

【译文】

里证用了泻下的方法后,脉仍然浮而微数,身上微微发热,神气可能还不清爽,这是邪热浮游于肌表,体内没有壅滞。虽然没有汗,仍用白虎汤,使邪气从汗解出。

如果泻下的量大或次数多,其后脉浮数,而且是空的,按下去就没有了,宜用白虎汤加人参,很快就能汗出病解。

下后脉浮而数,原当汗解,迁延五六日脉证不改^①,仍不得汗者,以其人或自利经久^②,或素有他病先亏,或本病日久下迟,或反复数下,以致周身血液枯涸,故不得汗,白虎辛凉除肌表散漫之热邪,加人参以助周身之血液,于是经络润泽,元气鼓舞,腠理开发^③,故得汗解。

【注释】

①脉证:脉象以及病证的统称。

②自利:腹泻。

③腠(còu)理:皮肤、肌肉的纹理,包括皮肤和肌肉的交接处,是卫气所在之地,有输布津液、防御外邪侵袭等功能。

【译文】

泻下后脉浮而数，本应通过出汗而解，但拖延了五六天，脉象和症状都不变，仍然不能出汗，是因为病人要么因为腹泻时间久了，要么是此前有其他疾病使身体先亏虚了，要么是因为这次的疫病拖延太久，泻下太迟或泻下次数过多，以至于全身血和津液枯少干涸，所以不能出汗，仍用白虎汤的辛凉清散肌表散漫的热邪，加人参益气生津，使周身血液充足，这样，经络得到润泽，元气被鼓动起来了，腠理能打开、发散，所以汗出病解。

下后脉复沉

【题解】

使用泻下法后，脉先浮，是残邪余热仍在，散漫于气分。如果没有从气分因势利导，那么，两三天后，脉又会变沉，这是残邪又入胃了，需要再用泻下的方法。此后如果再出现脉浮，仍然要用白虎汤以发汗。总之，脉浮则汗，脉沉则下，治疗温疫一定要随机应变。

里证脉沉而数，下后脉浮者，当得汗解。今不得汗，后二三日，脉复沉者，膜原余邪复瘀到胃也，宜更下之①。更下后，脉再浮者，仍当汗解，宜白虎汤。

【注释】

①更下：指继续用泻下法。更，连续。

【译文】

出现里证，脉沉而数，泻下后，脉转浮，应当用汗法而解。现在并没有汗，两三天后，脉又变沉了，这是因为膜原残余的邪气又瘀积到胃中了，应当继续泻下。继续泻下后，脉又变浮了，仍要以汗法解除余邪，宜用白虎汤。

邪气复聚

【题解】

东汉张仲景《伤寒论》中有食复、劳复之说，是指病愈后，病人因饮食不节或劳累过度而复发。今温疫四五日后复发，医家往往认为是病人不注意休养，而病人又往往会误认为是医家的治疗不到位。其实，这是因为残邪难去，一段时间后又聚集起来了，宜继续治疗，只是用药的分量要轻一些。病后饮食不节、劳累过度可能导致疾病复发，但并非所有的复发都是因为饮食不节、劳累过度。

里证下后，脉不浮，烦渴减，身热退，越四五日复发热者，此非关饮食、劳复①，乃膜原尚有余邪隐匿，因而复发，此必然之理。不知者每每归咎于病人，误也。宜再下之，即愈。但当少与，慎勿过剂②，以邪气微也。

【注释】

①劳复：外感病愈后，又因过度劳累而复发。
②过剂：用药剂量过多。

【译文】

出现里证，泻下之后，脉不浮，心烦口渴大为减轻，身体发热也消退了，过了四五天，又发热了，这并不是因为饮食不当或者过劳而复发，而是膜原还隐藏有残存的邪气，所以又会复发，这也是必然之理。医家不知此理，往往责怪病人不注意，这是不对的。适宜再用下法，就会痊愈。药只应当少用一些，千万小心剂量不要过度，因为此时邪气甚微。

下后身反热

【题解】

使用泻下法后身体反而发热，有两种情况：一种与"下后脉浮"条相同，是余热无依而散漫于气分，可用白虎汤清热解表；一种是邪在膜原，本不当下而误下。

应下之证，下后当脉静身凉，今反发热者，此内结开，正气通，郁阳暴伸也①。即如炉中伏火，拨开虽焰②，不久自息，此与"下后脉反数"义同。

若温疫发膜原，当日渐加热，胃本无邪，误用承气，更加发热，实非承气使然，乃邪气方张，分内之热也。但嫌下早之误，徒伤胃气耳。日后传胃，再当下之。又有药烦者③，与此悬绝④，详载本条。

【注释】

①郁阳暴伸：被遏郁的阳热突然舒展开。

②焰：冒出火焰。

③药烦：指病经误治，中气受伤，脾胃不能受纳、运化药物，以致服药后出现厥逆心烦、坐卧不安等现象。

④悬绝：相差甚远。

【译文】

应该使用泻下的病症，泻下后，本应当脉静身凉而病愈，现在反而发热，这是因为体内的郁结打开了，正气通了，被遏郁的阳热突然舒展开来。就像炉子里灰烬中掩埋着的火，拨开后即使有火焰，但不久自然就熄了。这与"下后脉反数"条是一个意思。

如果温疫发于膜原，当天越来越发热，胃腑还没有邪气，就误用了承气汤，发热更厉害，其实并不是承气汤导致的，而是邪气刚刚展开，是这个病本来就应该有的热。只不过是因为泻下过早，只是伤了胃气。以后邪气若传胃腑，还应当继续泻下。还有一种情况叫"药烦"，与此又完全不同，详见本条。

下后脉反数

【题解】

本篇与"下后脉浮"有类似之处，都是使用泻下法后仍残存邪热，但此处没有用白虎汤，原因有二：一是在白虎汤四大证中，本案只有脉洪大一条具备，口不渴，身不热，亦无烦躁，与白虎汤证不甚相合；二是此前有四肢厥逆，如果用白虎汤，则恐寒凉药壅遏阳气外达而厥逆又作。

应下失下①，口燥舌干而渴，身反热减，四肢时厥，欲得近火壅被，此阳气伏也。既下厥回②，去炉减被，脉大而加数，舌上生津，不思水饮，此里邪去，郁阳暴伸也，宜柴胡清燥汤去花粉、知母，加葛根，随其性而升泄之。此证类近白虎，但热渴既除，又非白虎所宜也。

【注释】

①应下失下：本应该用泻下法却没有用泻下法。
②既下厥回：已经泻下，身体厥冷回温。

【译文】

应当用泻下法的病症，却没有用泻下法，现在口中燥渴，舌干，身上发热反而减退，四肢时常发冷，想烤火，想盖厚被子，这是阳气潜伏。用了泻下的方法，身体厥冷回温，没那么怕冷了，不想烤火，不用盖被子了，脉象变大，而且更数了，舌上有了津液，也不想喝水了，这是里邪去掉了，伏郁的阳气猛然伸展开来，适宜用柴胡清燥汤，去掉花粉、知母，加葛根，顺着邪气伸张之势，把它升提开泄出去。这个病症类似白虎汤证，但因为大热大渴没有了，所以又不宜用白虎汤。

因证数攻

【题解】

本篇提示温疫治疗过程中的一种特殊现象，即用泻下的方法，一次两次泻不尽，要经过多次泻下，邪气才能彻底肃清。在泻下的过程中，有缓有急，完全根据具体症状情况而定。篇中有两则医案，均属罕见而极端的情况，录在此处，以广见闻，使后世医家在临证中能坚定方向，不至于中途疑惑畏怯。

温疫下后二三日，或一二日，舌上复生苔刺，邪未尽也。再下之，苔刺虽未去，已无锋芒而软，然热渴未除，更下之，热渴减，苔刺脱，日后更复热，又生苔刺，更宜下之。

【译文】

温疫，用泻下的方法，两三天或一两天后，舌苔上再生出芒刺，是因为邪气未尽。再用泻下法，芒刺虽然没有去掉，但软下来了，没有锋芒，可发热、口渴等症状没有消除，还需要再用泻下法，发热、口渴减轻，舌上芒刺脱落，过了几天后又出现热象，舌头上又生芒刺，可以继续用泻下法。

余里周因之者①，患疫月余，苔刺凡三换，计服大黄二十两②，始得热不复作，其余脉证方退。所以凡下不以数计,有是证则投是药,医家见理不透,经历未到③,中道生疑,往往遇此证,反致耽搁。但其中有间日一下者,有应连下三四日者,有应连下二日间一日者,其间宽缓之施,有应用柴胡清燥汤者,有应用犀角地黄汤者。至投承气,某日应多与,某日应少与,如其不能得法,亦足以误事,此非可以言传,贵乎临时斟酌。

【注释】

①里:古代五家为邻,五邻为里,故有邻里、乡里之说。

②两:古代的剂量单位,十六两为一斤。宋代以后医书中所说的一两,今天常换算成三十克,并随证斟酌。

③经历:此处指临证的经验。

【译文】

我家乡的周因之,患疫病一个多月了,舌苔芒刺换了三次,共服用大黄二十两,才不再发热,相应的脉象和症状才退去。所以,凡是使用泻下的方法,不拘次数,有这个症候就用这味药。医家如果在理论上没有参透,或没有相关的临床经验,遇到这种情况,就会中途生出疑心,以致耽搁病情。当然,在这个过程中,也有隔一天泻下一次的,有应该一连泻下三四天的,有应该一连泻下两天然后停一天的,期间用药宽缓的时候,有的应该用柴胡清燥汤,有的应该用犀角地黄汤。至于用承气汤,哪天应该多用,哪天应该少用,如果不能得法,也会误事,这就不是能用语言传达的了,关键是要在临床的时候斟酌使用。

朱海畴,年四十五岁,患疫得下证,四肢不举,身卧如塑①,目闭口张,舌上苔刺,问其所苦不能答②,因问其子,两三日所服何药。云进承气汤三剂,每剂投大黄两许不效。

更无他策,惟待日而已,但不忍坐视,更祈一诊。余诊得脉尚有神③,下证悉具,药浅病深也。先投大黄一两五钱,目有时而小动,再投,舌刺无芒,口渐开能言。三剂舌苔少去,神思稍爽。四日服柴胡清燥汤,五日复生芒刺,烦热又加,再下之。七日又投承气养荣汤④,热少退⑤。八日仍用大承气⑥,肢体自能少动。计半月,共服大黄十二两而愈。又数日,始进糜粥,调理两月平复。凡治千人,所遇此等,不过二三人而已,姑存案以备参酌耳。

【注释】

①身卧如塑:身体卧着僵硬如同泥塑。

②所苦:所感觉难受的地方。

③脉尚有神:脉象尚且有神采,这是一种笼统说法,没有固定的标准,只能意会。

④承气养荣汤:见本书"解后宜养阴忌投参术"条。主要用于润燥兼下热结。药味组成为:知母、当归、芍药、生地、大黄、枳实、厚朴。

⑤少:同"稍"。稍微。下同。

⑥大承气:即大承气汤。原方出自东汉张仲景《伤寒论·辨阳明病脉证并治第八》。药味组成为:大黄、芒硝、厚朴、枳实。为泻下剂。

【译文】

朱海畴,年龄四十五岁,患疫病,从症状上看是应当泻下的,现在他四肢不能动弹,躺在那里跟一尊塑像似的,眼睛闭着,嘴巴张着,舌苔上有芒刺,问他哪里不舒服,他不能回答。于是问他儿子,这两三天以来都吃了些什么药。他儿子说,吃了三剂承气汤,每剂都用了大黄一两左右,没有效果。现在没有什么办法,只好等死而已,只是又不忍坐视不管,所以继续求医来诊。我诊得其脉象还是有神的,而且符合泻下条件的症状也都在,之前治疗无效,只是因为病重药轻。于是再用泻下,方子中的大黄用到一两五钱,病人的眼睛能偶尔动一动了,再用,舌苔上的芒刺消失,渐渐能说话了。三剂后,舌苔减少了一些,神识、思维稍微清爽。第四天用柴胡清燥汤,第五天舌头上又生出芒刺,心烦、发热又加剧,于是再用泻下法。第七天,又用承气养荣汤,热稍微退了点。第八天依然用大承气汤,四肢也能略微动一动了。总共半个月,一共服用大黄十二两,病才痊愈。又过了几天,开始喝些稀粥,调理两个月才完全康复。根据我的临床经验,每治疗一千人中,这样的病人不过能遇到一两个而已,所以记录于此,以备参考斟酌。

病愈结存

【题解】

病愈结存,是指病愈后,肠胃中尚有少许结块,不能及时排出,但并不影响人的健康,而且随着身体的继续恢复,会自动排出体外。东汉张仲景《伤寒论》中有"胃中有燥矢"证数条(燥矢,即燥屎),都用承气汤,攻下燥屎则病愈。这是因为燥屎积攒在体内已经达到了一定的程度,影响到了人的生理功能。而病愈结存,前提是邪去病愈,所以自始至终脉证俱平,其气机是通的,其中的结块,可以说是燥屎,但是其量小,不足以阻气化火,蔓延为患。所以,不应攻下,以免伤正气,只应以逸待劳,待人体正气恢复,残结自然无所容身。

　　温疫下后,脉证俱平,腹中有块,按之则痛,自觉有所阻而膨闷①,或时有升降之气,往来不利,常作蛙声②,此邪气已尽,其宿结尚未除也,此不可攻。攻之徒损元气,气虚益不能传送,终无补于治结。须饮食渐进,胃气稍复,津液流通,自能润下也。尝遇病愈后食粥半月,结块方下,坚黑如石。

【注释】

①膨闷：腹中胀闷。

②蛙声：腹鸣如蛙鸣。

【译文】

患温疫用泻下法之后，其人脉象、症状都正常了，但腹中有结块，一按就疼，自己也能感觉到有东西堵得胀闷，或经常有气在其中升降，往来不顺畅，腹内常常像青蛙叫一样呱呱有声，这是因为邪气已经清除，但还有些结滞之物没能除掉，此时不能再用攻下法。如果用攻下法，只能白白损伤身体的正气，气虚后越发不能传导输送，更不利于治疗这个结块。必须等到饮食逐渐增加，胃气稍稍恢复，津液流通，自然能把这些结块润化下来，曾经见过有人病愈后，吃了半个月稀粥，结块才解下来，又黑又硬，跟石头一样。

下隔

【题解】

本篇可与上篇参照。上篇，病愈结存，从头到尾脉证俱平，所以无须用药；而本篇，下隔，只不过起初脉证俱平，后来随着大便多日不能解下，渐加呕吐等症状，这其实可以看作邪气复聚，仍当用泻下之法。病愈结存，大便应当是通的，只是其中有少许结块不能下，久而自下；而下隔主要是因为大便不通，当用药通其大便，逐去残邪。

温疫愈后，脉证俱平，大便二三旬不行，时时作呕，饮食不进，虽少与汤水，呕吐愈加，此为下隔①。盖下既不通，必返于上。设误认翻胃，乃与牛黄、狗宝②，及误作寒气，与藿香、丁香、二陈之类③，误也。宜调胃承气热服④，顿下宿结及溏粪、粘胶恶物，臭不可当者，呕吐立止。所谓"欲求南风，须开北牖"是也。呕止慎勿骤补，若少与参芪，则下焦复闭，呕吐仍作也。此与病愈结存仿佛，彼则妙在往来蛙声一证，故不呕而能食。可见毫厘之差，遂有千里之异。按：二者大便俱闭，脉静身凉，一安一危者，在乎气通、气塞之间而已矣。

【注释】

①下隔：肠道不通。在有的版本中作"下格"。

②狗宝：生长在狗胃中的一种结石，有和胃降逆的作用，能治疗呕吐、反胃等。

③二陈：即二陈汤，由陈皮、半夏、茯苓、甘草四味药组成，其中陈皮、半夏二味药以陈久者良，故名二陈汤。

④调胃承气：原方出自东汉张仲景《伤寒论•辨太阳病脉证并治上第五》，用于缓下热结。药味组成为：大黄、芒硝、炙甘草。

【译文】

温疫痊愈后，脉象、症状都正常了，但是大便二三十天没解，渐渐地经常作呕，不能正常饮食，即使稍微喝点热水，呕吐都会加剧，这叫"下隔"。因为下面不通，必然会往上返。如果误认为是翻胃，而用牛黄、狗宝，或者误认为是胃中有寒气，用藿香、丁香、二陈汤之类的方药，就错了。适宜用调胃承气汤热服，很快就会解下长期以来的结粪或者稀溏的粪便，像粘胶一样的恶物，臭不可当。随着大便解下，呕吐也马上停止了。这就好比想让南风吹进屋子，光开南窗还不行，还得把北边的窗子也打开。呕吐止住后，千万不要马上进补，如果稍微用点人参、黄芪，则下焦又闭住了，呕吐仍会复发。这与"病愈结存"类似，但后者妙在有气行往来、声如蛙鸣的症状，所以不呕吐，也能吃东西。可见症状上有毫厘之差，病的本质便大不相同。按：这两个病症，大便都不通，但脉象都是平和的，体温都是正常的,二者一安一危,关键就在于气机,一个通畅,一个闭塞罢了。

注意逐邪勿拘结粪

【题解】

温疫之邪传里,贵在用泻下之法。但泻下之法,历来是被很多医家忌惮的。在东汉张仲景《伤寒论》中,所论多为外邪从表而侵袭人体,在治疗上强调解表,慎用泻下,所以有"下不厌迟"之说。吴又可之前的医者,都受《伤寒论》影响,往往必须大便干结,方敢议下,用下法后,也必须见到干结的大便才放心。吴又可则打破了这些顾虑,道破承气汤的真谛:不仅仅是用来泻下结粪的,还是用来逐邪的。其中所列三承气汤,均来自《伤寒论》,但不拘于原著剂量配比,这也是一大突破。

温疫可下者,约三十余证,不必悉具,但见舌黄、心腹痞满①,便于达原饮加大黄下之。设邪在膜原者,已有行动之机②,欲离未离之际,得大黄促之而下,实为开门祛贼之法③,即使未愈,邪亦不能久羁。二三日后,余邪入胃,仍用小承气彻其余毒④。

【注释】

①痞满:痞塞满闷。

②行动:指邪气松动后,或达表或入里,开始传变。

③开门祛贼:这里指用泄下法祛除病邪,给病邪以出路。

④小承气:指小承气汤,出自东汉张仲景《伤寒论·辨阳明病脉证并治第八》。由大黄、厚朴、枳实组成。彻:撤除,撤去。

【译文】

温疫,可以泻下的病症大约有三十多种,不必都具备,只要见到舌苔黄，心腹痞塞满闷，就可以用达原饮加大黄来泻下。如果邪气在膜原，已经开始松动，即将传变，在要离开膜原而又没有离开之际，有了大黄的促进，于是往下行，其实就好比把门打开，把贼赶走。即使病没有好，邪气也不能久留。两三天后，残余的邪毒进入胃腑，仍然用小承气汤清除。

　　大凡客邪贵乎早逐，乘人气血未乱，肌肉未消，津液未耗，病人不至危殆，投剂不至掣肘①，愈后亦易平复。欲为万全之策者，不过知邪之所在，早拔去病根为要耳。但要量人之虚实，度邪之轻重②，察病之缓急，揣邪气离膜原之多寡，然后药不空投，投药无太过不及之弊。是以仲景自大柴胡以下③，立三承气④，多与少与，自有轻重之殊。勿拘于"下不厌迟"之说⑤。

【注释】

①掣（chè）肘：本义是拉胳膊，比喻从旁干扰、牵制别人的工作。

②度（duó）：揣度，推测。

③大柴胡：指大柴胡汤，出自东汉张仲景《伤寒论·辨太阳病脉证并治中第六》。由柴胡、黄芩、芍药、半夏、生姜、枳实、大枣组成。

④三承气：即大承气汤、小承气汤、调胃承气汤。均出自《伤寒论》。大承气汤，由大黄、厚朴、枳实、芒硝组成。小承气汤，由大黄、厚朴、枳实组成。大、小承气汤出自《伤寒论·辨阳明病脉证并治第八》。调胃承气汤由大黄、甘草、芒硝组成。出自《伤寒论·辨太阳病脉证并治上第五》。

⑤下不厌迟：是后人对《伤寒论》中下法的总结，因为伤寒之邪从表而入，表邪未尽时切不可用泻下法，所以伤寒有"下不厌迟"之说。

【译文】

大凡外邪入侵人体，贵在尽早赶走，要乘着病人气血没有乱，肌肉没有消瘦，津液没有耗尽，人还没有到病危状态，用药才不至于受牵绊，愈后也容易恢复。想要治病的万全之策，不过是知道邪气在哪里，尽早拔去病根为主要考量标准而已。只需要衡量病人的虚实，推测邪气的轻重，观察病情的缓急，揣摩邪气有多少离开了膜原，然后药不漫无目的地用，用药不会太过，也不会不够。所以，张仲景在大柴胡汤以后，又立了三承气汤法，多用少用，自然有轻重的区别，不可拘泥于"下不厌迟"的说法。

应下之证，见下无结粪①，以为下之早，或以为不应下之证误投下药，殊不知承气本为逐邪而设，非专为结粪而设也。必俟其粪结，血液为热所搏②，变证迭起，是犹养虎遗患③，医之咎也。

【注释】

①结粪：指大便秘结。结，凝结。

②搏：扰动。

③养虎遗患：语出西汉司马迁《史记·项羽本纪》："楚兵罢食尽，此天亡楚之时也，不如因其机而遂取之。今释弗击，此所谓'养虎自遗患'也。"比喻纵容敌人，给自己留下后患。

【译文】

当用泻下的病症，见泻下后并无结粪，就认为泻下过早，或以为这是不应泻下的病症而误用了泻下药，殊不知承气汤本来是用来为驱逐邪气而设计的，并不是专门用来泻下结粪的。如果一定要等到有结粪才敢用承气汤，势必使血和津液被邪热所伤，出现各种变证，这是养虎遗患，错在医者。

况多有溏粪失下^①，但蒸作极臭，如败酱，或如藕泥，临死不结者，但得秽恶一去^②，邪毒从此而消，脉证从此而退，岂徒孜孜粪结而后行哉！假如经枯血燥之人^③，或老人血液衰少，多生燥结；或病后血气未复，亦多燥结。在经所谓"不更衣十日无所苦"^④，有何妨害？是知燥结不致损人，邪毒之为殒命也。要知因邪致热，热致燥，燥致结，非燥结而致邪热也。但有病久失下，燥结为之壅闭，瘀邪郁热，益难得泄，结粪一行，气通而邪热乃泄，此又前后之不同。总之，邪为本，热为标，结粪又其标也。能早去其邪，安患燥结耶？

【注释】

①溏粪：大便不成形，形似溏泥。溏，不凝结，半流动的。

②秽恶：秽浊、肮脏的东西。邪气在人体内酝酿，渐由无形而至有形，尤其是入胃后，以秽浊的形式存在。

③经枯血燥：经络脏腑津液亏乏，血亏而燥。

④更衣：上厕所的委婉说法，此处指排大便。"不更衣十日无所苦"，语出东汉张仲景《伤寒论·辨阳明病脉证并治第八》。

【译文】

况且，经常有溏粪没能泻下，只在体内被热气熏蒸得非常臭，像腐烂了的酱，像藕塘里的淤泥，到死也不会结成硬粪的，但只要这些秽浊肮脏的东西去掉了，邪毒从此就消失了，症状退去，脉象从此恢复正常，哪里需要非等有结粪然后再泻下呢！如果是经脉枯润、血液枯燥的人，或者老人血和津液都亏虚衰少，就会多有大便燥结；或者病后气血没有恢复，也多有大便燥结。这就是《伤寒论》中所说的"十天不解大便也没什么难受"，这有什么妨碍和害处呢？可见，大便燥结并不会伤人，邪毒才是要人命的。主要应认识到是因邪气导致热，因热导致燥，因燥导致大便干结，并非因为大便燥结导致邪热。只是也有这种情况，久病未能泻下，大便燥结，壅闭气机，体内瘀结郁滞的邪热更加难以排出，干结的大便一解下来，气就通了，邪热就泄出来了，这又和前述不一样。总之，邪是本，热是标，干结的大便又是标，如果能尽早去邪，哪用担心大便燥结呢？

　　假令滞下^①，本无结粪，初起质实，频数窘急者^②，宜芍药汤加大黄下之^③，此岂亦因结粪而然耶？乃为逐邪而设也。或曰：得毋为积滞而设与？余曰：非也，邪气客于下焦^④，气血壅滞，郁而为积，若去积以为治，已成之积方去，未成之积复生，须用大黄逐去其邪，是乃断其生积之源，荣卫流通^⑤，其积不治而自愈矣。更有虚痢，又非此论^⑥。

【注释】

①滞下：指痢疾。

②频数窘急：次数多且泄下前困难急迫。

③芍药汤：药味组成为：白芍、当归、槟榔、厚朴、甘草。详见"战汗"条。

④客：袭入并停留。

⑤荣卫流通：荣气和卫气流行通畅。

⑥更有虚痢，又非此论：疑为衍文，或为后人批注误入正文，故删去。
　　虚痢指虚症痢疾，在杂病之列，而本书论温疫，若有痢疾兼证，皆
　　为实证，无需此句。

【译文】

　　如果是痢疾，本来没有结粪，刚开始的时候，病人身体还很好，下痢次数多，窘迫急痛，宜用芍药汤加大黄以泻下，这难道也是因为有结粪才用的吗？这其实是为驱逐邪气而用的。有人说，难道不是为清除积滞而用的吗？我说：不是。邪气停留在下焦，气血壅滞，产生郁积，如果以去积

为治法,已成的积滞刚去掉,新的积滞又会产生。必须用大黄把邪气攻逐出去,这才是截断了积滞的源头,营卫流通了,其积滞可以不治而愈。

　　或问:脉证相同,其粪有结有不结者何也?曰:原其人病至,大便当即不行,续得缊热①,益难得出,蒸而为结也。一者其人平素大便不实,虽胃家热甚②,但蒸作极臭,状如粘胶,至死不结。应下之证,设引经论"初硬后必溏,不可攻之"句③,诚为千古之弊。

【注释】

①缊热:蕴积而生热。

②胃家:与胃相关的消化系统,通常包括胃、大肠、小肠等。

③初硬后必溏,不可攻之:指大便解出时先干后稀溏,为脾虚证,不可再度攻下。出自东汉张仲景《伤寒论·辨发汗吐下后病脉证并治第二十二》:"阳明病,下之,心中懊侬而烦,胃中有燥屎者,可攻;腹微满,初头鞭,后必溏,不可攻之。若有燥屎者,宜大承气汤。"

【译文】

　　有人问:脉象、症状都相同,为什么大便有的干结,有的不干结呢?我说:因为有人刚病的时候,大便马上解不下来了,接着邪热蕴积,大便就更难解出,被热蒸干了其中的水分,变为干结。或者这个人平素大便就不成形,虽然肠胃邪热很盛,也只能把粪便熏蒸得极臭,像粘胶一样,到死都不干结。这些都是应该泻下的症候,如果执着于《伤寒论》中"初硬后必溏,不可攻之"的字句,就是几千年来留下来的弊病了。

大承气汤①

大黄五钱　厚朴一钱　枳实一钱　芒硝三钱

水、姜煎服，弱人减半，邪微者各复减半。

小承气汤

大黄五钱　厚朴一钱　枳实一钱

水、姜煎服。

调胃承气汤

大黄五钱　芒硝二钱五分　甘草一钱

水、姜煎服。

按：三承气汤，功用仿佛。热邪传里，但上焦痞满者②，宜小承气汤；中有坚结者，加芒硝软坚而润燥③，病久失下，虽无结粪，然多粘腻结臭恶物，得芒硝则大黄有荡涤之能④，设无痞满，惟存宿结而有瘀热者⑤，调胃承气宜之。三承气功效俱在大黄，余皆治标之品也。不奈汤药者，或呕或畏，当为细末，蜜丸汤下。

【注释】

①大承气汤：本方与后文小承气汤、调胃承气汤合称三承气汤，出自东汉张仲景《伤寒论》，本书剂量与原方有出入，不可拘泥，宜临证参酌。

②痞满：痞闷胀满。

③软坚：使坚硬的东西软下来。芒硝味咸，咸能软坚，又能润下。

④荡涤之能：即洗涤推荡的作用，能去掉肠胃中的秽浊。

⑤宿结：因宿便未下而产生的硬结。瘀热：因气血瘀滞而导致的邪热。

【译文】

大承气汤

大黄五钱　厚朴一钱　枳实一钱　芒硝三钱

用水加姜煎服，体弱者剂量减半，受邪轻微者剂量再减半。

小承气汤

大黄五钱　　厚朴一钱　　枳实一钱

用水加姜煎服。

调胃承气汤

大黄五钱　　芒硝二钱五分　　甘草一钱

用水加姜煎服。

　　按：三种承气汤，功用差不多。当热邪传里，只有上焦痞满胀闷，适宜用小承气汤；肠胃中有坚硬结粪，可加芒硝滋润燥结，将其软化，病久未能及时用下法，即使没有结粪，但有很多黏腻秽浊恶臭的东西在里面，有了芒硝，则大黄有洗涤推荡的作用。假如没有痞满，只有宿结和瘀热，可用调胃承气汤。三个承气汤的功效都在大黄，其他都是治标的药。如果有人受不了汤药，吃了就会呕吐，或者对汤药心存畏惧，可以把这些药打成细粉，加蜂蜜搓成丸子，开水送下。

蓄血

【题解】

　　邪热久郁，可能会窜入血分，导致蓄血证。蓄血，也有部位的不同。寒伤太阳，导致膀胱气化不利，甚则膀胱蓄血；瘟疫之邪则传胃，导致肠胃蓄血。有些疫邪只传肺胃，不容易引起蓄血证，有些疫邪则一起即直接窜入血分，如某些鼠疫便是。吴又可辨明蓄血部位，运用活血化瘀、凉血散血的方法，后世医家一直沿用。

　　大小便蓄血、便血[①]，不论伤寒时疫，尽因失下。邪热久羁，无由以泄[②]，血为热搏，留于经络，败为紫血；溢于肠胃，腐为黑血，便色如漆。大便反易者，虽结粪得瘀而润下。结粪虽行，真元已败，多至危殆。其有喜忘、如狂者[③]，此胃热波及于血分④,血乃心之属,血中留火延蔓心家⑤,宜其有是证矣。仍从胃治。

【注释】

①蓄血:瘀血内蓄。

②无由以泄:没有泄下的出路。

③喜忘、如狂:突然变得健忘,或者像发狂一样的情绪,都是瘀血症状。一说,应为"喜妄如狂"。

④血分:属于血的范围的功能活动及病变,与气分对应。

⑤心家:与心相关的一套生理系统,包括心包、血脉、手少阴心经等。

【译文】

蓄血证,或者出现大小便便血,无论是伤寒还是时行瘟疫,都是因为没能及时泻下,热邪在体内停留久了,没有出路,血液被热邪扰动,滞留在经络,则败坏变为紫血;在肠胃中溢出则腐化,变为黑血,使大便黑得像漆。大便反而容易排下来了,即使是干结在体内的大便,因为得到了瘀血的润下也容易排下来。可干结的粪便虽然下来了,人体的根本却因失血过多而伤,大多都很危险。有些人或突然健忘,或像发了狂一样,这是胃热波及血分,血是心之所属,血中羁留的邪火蔓延到心,当然会有这些症状,仍然要从胃这里治疗。

发黄一证,胃实失下①,表里壅闭,郁而为黄,热更不泄,搏血为瘀。凡热,经气不郁②,不致发黄;热不干血分③,不致蓄血;同受其邪,故发黄而兼蓄血,非蓄血而致发黄也。但蓄血一行,热随血泄,黄因随减。尝见发黄者,原无瘀血,有瘀血者,原不发黄。所以发黄当咎在经郁热④,若专治瘀血,误也。

【注释】

①胃实:指胃肠积热、胃气壅滞之类,此为肠胃系统邪气过旺的证候。

②经气:经脉的运动功能和经脉中的营养物质。在此特指人体偏体表的一部分功能。

③干(gān):干扰,影响。

④咎(jiù):责怪。此处指把病因归结于某一点。

【译文】

发黄这个病症,也是由于胃中的实邪没有泻下,身体表里不通,壅滞郁闭而发黄,邪热仍然无法泻下,则影响到血,产生瘀血。凡是热,体表经气没有郁闭,不会让人发黄;热没有影响血分,不至于产生蓄血;经气和血分同受热邪,所以同时产生发黄和蓄血,并非蓄血导致发黄。只要蓄血化开,向下行走,邪热也就随着血泄出去了,黄疸也随之减退。曾经见过发黄疸的病人,并没有瘀血;也见过有瘀血的病人,并没有发黄症状。所以,发黄应当归咎于在经的郁热,如果专治瘀血,就错了。

胃移热于下焦气分,小便不利,热结膀胱也;移热于下焦血分,膀胱蓄血也。小腹硬满,疑其小便不利,今小便自利者①,责之蓄血也。小便不利亦有蓄血者,非小便自利便为蓄血也。

胃实失下,至夜发热者,热留血分,更加失下,必致瘀血。

初则昼夜发热,日晡益甚②,既投承气③,昼日热减,至夜独热者,瘀血未行也,宜桃仁承气汤④。服汤后热除为愈。或热时前后缩短,再服再短,蓄血尽而热亦尽。大势已去,亡血过多,余焰尚存者,宜犀角地黄汤调之⑤。

【注释】

①小便自利:小便排出顺畅。

②日晡（bū）：指申时，即下午三点至五点。也泛指黄昏时分。

③承气：即承气汤类方剂。

④桃仁承气汤：又叫桃核承气汤，出自东汉张仲景《伤寒论·辨太阳病脉证并治中第六》。吴又可方在此基础上自创，其药味组成为：桃仁、桂枝、大黄、芒硝、桃仁、当归、芍药、丹皮。

⑤宜犀角地黄汤调之：此后《四库全书》本有句云："至夜发热，亦有瘅疟，有热入血室，皆非蓄血，并未可下，宜审。"疑为衍文，或批注误入正文，故删去。盖瘅疟、热入血室均非瘟疫，在此不应论及。且热入血室仍与蓄血有关，此句于理未通。

【译文】

　　胃热转移到了下焦气分，使小便不通畅，小便不通畅是因为热结膀胱；郁热转移到了下焦血分，就是膀胱蓄血。此时病人小腹又胀又硬，我们怀疑他小便不通畅，但他小便通畅，这就只能归咎于蓄血了。小便不通畅也可能有蓄血的情况，并非小便自利就是蓄血。

　　肠胃中的实邪没有泻下，人到了晚上就发热，因为邪热滞留在血分，再加上没有泻下，必然导致瘀血。

　　刚开始白天黑夜都发热，傍晚尤甚，用了承气汤后，白天发热减轻了，到了晚上依然发热，这是因为瘀血没有排出去，适宜用桃仁承气汤。服药后，如果热全退了，就是痊愈了。或者发热的时间相比从前缩短了，再服药，发热的时间继续缩短，蓄血化尽，则发热也消失。蓄血病的势头已经过去，但因此伤血失血过多，邪热余焰尚存，适宜用犀角地黄汤调理。

桃仁承气汤

大黄　芒硝　桃仁　当归　芍药　丹皮

照常煎服。

犀角地黄汤

生地黄一两　白芍三钱　丹皮二钱　犀角二钱，镑碎①

　　上先将地黄温水润透,铜刀切作片,石臼内捣烂②,再加水调糊,绞汁听用,其滓入药同煎,药成去滓,入前汁合服。

　　　　按:伤寒太阳病不解,从经传腑,热结膀胱,其人如狂,血自下者愈③。血结不行者,宜抵当汤。今温疫初无表证,而惟胃实,故肠胃蓄血多,膀胱蓄血少。然抵当汤行瘀逐蓄之最者,无分前后二便④,并可取用。然蓄血结甚者,在桃仁力所不及,宜抵当汤。盖非大毒猛厉之剂⑤,不足以抵当,故名之。然抵当证,所遇亦少,此以备万一之用。

抵当汤

大黄五钱　　虻虫二十枚,炙干,研碎　　桃仁五钱,研如泥
水蛭炙干,为末,五分

　　照常煎服。

【注释】

①镑(pāng):中药切制饮片的方法之一,适用于动物角质类药材,用镑刀镑制成细小薄片。

②铜刀切作片,石臼内捣烂:地黄忌铁器,故而用铜刀切片,于石臼内捣烂。

③血自下者愈:因热结膀胱所致的膀胱蓄血证从小便而解。

④前后二便:即大便和小便。

⑤大毒猛厉之剂:或有剧毒,或力量峻猛的药剂。此处并非完全指抵当汤,因为抵当汤中的药物虽然峻猛,但还不至于有大毒。

【译文】

桃仁承气汤

大黄　芒硝　桃仁　当归　芍药　丹皮

按照常规方法煎服。

犀角地黄汤

生地黄一两　　白芍三钱　　丹皮二钱　　犀角二钱,镑碎

上面这些药,先将地黄用温水闷润浸透,然后用铜刀切成片,放在石臼内捣烂,再加水调成糊,绞出汁,备用,剩下的渣滓放入其他药一起煎,药熬好后去渣,加入此前做好的地黄汁,一起服用。

　　按:伤寒,病在太阳经,未能解,从足太阳膀胱经传腑,邪热结在膀胱,病人就像发狂了一样,如果血从小便而出,病就会自愈。如果血瘀结起来了,不能下行,可以用抵当汤。现在温疫,起初没有表证,只有肠胃实邪,所以肠胃蓄血证多,膀胱蓄血证少。然而抵当汤是化瘀血、除蓄血作用最强的方剂,不管是因为大便不通还是小便不通导致的蓄血,都可以用。如果蓄血结得比较厉害,用桃仁力量不够,可以用抵当汤。因为不是药力峻猛的药剂,不足以用来抵挡,所以叫这个名字。当然,抵当汤证,所遇到的也少,记录在这里以备万一的时候用。

抵当汤

大黄五钱　　虻虫二十枚,炙干,研碎　　桃仁五钱,研碎如泥　　水蛭炙干,为末,五分

按照常规方法煎服。

发黄疸是腑病，非经病也。

【题解】

发黄即黄疸,这里之所以说发黄,是纯从现象上讲,以免读者陷入黄疸这个病名当中。上一篇说,蓄血可能导致发黄,攻下蓄血,则发黄自愈。本篇则专言邪郁经气所致的发黄。茵陈汤是仲景方,但吴又可对茵陈汤的解释,别出心裁,令人耳目一新。其否认阴寒黄疸,亦是新颖之论,后

多为众人所不容。然而,人皆不容而我能容,择其善者而从之,是学医者的度量。

疫邪传里,遗热下焦,小便不利,邪无输泄^①,经气郁滞,其传为疸^②,身日如金者,宜茵陈汤。

茵陈汤

茵陈一钱　山栀二钱　大黄五钱

水、姜煎服。

【注释】

①邪无输泄:病邪没有泻下的通道。邪气在下焦,入膀胱,本来可以通过小便解出体外,今小便不利,邪气失去了一个出口。

②疸(dǎn):此指黄疸。

【译文】

疫邪往里传变,热邪到了下焦,使小便不利,邪气无法继续泻下,经气郁结不通,变成了黄疸,身体和眼睛黄得如金色,宜用茵陈汤。

茵陈汤

茵陈一钱　山栀二钱　大黄五钱　用水加姜煎服。

按:茵陈为治疸退黄之专药。今以病证较之,黄因小便不利,故用山栀除小肠屈曲之火^①,瘀热既除,小便自利。当以发黄为标^②,小便不利为本^③。及论小便不利,病原不在膀胱,乃系胃家移热^④,又当以小便不利为标,胃实为本。是以大黄为专功,山栀次之,茵陈又其次也。设去大黄而服山栀、茵陈,是忘本治标,鲜有效矣。或用茵陈五苓^⑤,不惟不能退黄,小便间亦难利。

【注释】

①屈曲之火：屈曲，针对山栀而言，山栀"性屈曲"，而小肠也是迂回曲折，这里意思是山栀可以走小肠，移热于膀胱，使热从小便走。

②标：事物的表象、枝节。

③本：事物的实质、根本。

④胃家移热：从胃、小肠等处转移过来的热。

⑤茵陈五苓：出自东汉张仲景《金匮要略·黄疸病脉证并治第十五》。能温阳化气，利水退黄。其药味组成为：茵陈、茯苓、泽泻、白术、猪苓、桂枝。

【译文】

　　按：茵陈是治疗黄疸的专药。现在从病症上分析，发黄是因为小便不利，所以用山栀清除小肠中曲折迂回的火邪，体内瘀积的热既然清除了，小便自然通利。应当把发黄看作标，把小便不利看作本。论及小便不利，病的根源不在膀胱，而是肠胃的热往下转移，所以又当以小便不利为标，以肠胃实热为本。所以，大黄才是专门治本的，山栀次之，茵陈又在其次。如果去掉大黄而只服用山栀、茵陈，是忘记本治疗标，就很少有疗效了。有人用茵陈五苓散，不但不能退黄，连小便都难以通利。

　　旧论发黄，有从湿热①，有从阴寒者②，是亦妄生枝节，学者未免有多歧之惑矣③。夫伤寒时疫，既以传里皆热病也，熯万物者莫过于火④，是知大热之际，燥必随之，又何暇生寒生湿？譬若冰炭，岂容并处耶？既无其证，焉有其方？智者所不信。古方有三承气证，便于三承气加茵陈、山栀，当随证施治⑤，方为尽善。

【注释】

①湿热：指湿邪和热邪交织而产生疾病。

②阴寒：指人体内阴气过盛，阳气不足，出现寒证。

③多歧之惑：来源于"歧路亡羊"的典故，指岔路太多了，不知道羊跑到哪一条路上去了。比喻在理解某事物的时候枝节过多，使人不得要领。

④熯（hàn）：烘烤。

⑤随证施治：随着症状的变化而采取不同的治法。

【译文】

　　过去人们论发黄，有的从湿热论治，有的从阴寒论治，都是妄生枝节，使学习者有歧路亡羊之惑而不得要领。伤寒和时疫，既然已经邪气传里，就都是热病。烘烤万物的，没有超过火的，可见大热的时候，紧接着就是燥，又哪里有机会生出寒湿呢？好比冰块和炭火，怎么可能共存于一处？既然没有这个证，哪里有这个方？智者都是不信的。古方有大承气汤、小承气汤、调胃承气汤这三个承气汤证，在三承气汤基础上加茵陈、山栀，根据病证进行治疗，才是最妥善的。

邪在胸膈

【题解】

汗、吐、下为去邪三法。邪在表则用汗法；邪在里，偏中下者用下法；偏上者用吐法。《温疫论》多论下法、汗法，这是因为疫邪往往传胃。汗法、下法都比较复杂，所以书中论述较多，吐法则相对简单，所以仅本篇论及。所用瓜蒂散，也是东汉张仲景《伤寒论·辨太阳病脉证并治下第七》中的方子，但吴又可在伤寒方的基础上加生栀子一味，并说可用淡豆豉代替瓜蒂，这一下子就有了栀子豉汤的意味。栀子豉汤是《伤寒论·辨太阳病脉证并治中第六》中的方剂，用于轻宣上焦郁热。能将瓜蒂散如此加减出入，的确是善用仲景方。

温疫,胸膈满闷,心烦喜呕,欲吐不吐,虽吐而不得大吐,腹不满,欲饮不能饮,欲食不能食,此疫邪留于胸膈,宜瓜蒂散吐之①。

瓜蒂散

甜瓜蒂一钱 赤小豆二钱,研碎 生山栀仁二钱

上用水二钟,煎一钟,后入赤豆,煎至八分,先服四分,一时后不吐,再服尽。吐之未尽,烦满尚存者,再煎服。如无瓜蒂,以淡豆豉二钱代用。

【注释】

①宜瓜蒂散吐之:适合用瓜蒂散来催吐。吐法,为中医治病的"八法"之一,八法分别是:汗、吐、下、和、温、清、消、补。

【译文】

温疫,胸膈部位胀满憋闷,心烦,有要呕吐的感觉,又吐不出来,即使吐出来了也不能大吐;腹部不胀,想喝水又不能喝,想吃东西又吃不下,这是温疫之邪留在了胸膈,宜用瓜蒂散来催吐。

瓜蒂散

甜瓜蒂一钱 赤小豆二钱,研碎 生山栀仁二钱

以上药用水二钟,煎成一钟,再放赤小豆,煎至一钟的八成,先喝一半,一个时辰后不吐,再把剩下的喝完。如果没有吐尽,仍感觉心烦、痞满,再煎服一剂。如果没有瓜蒂,可以用淡豆豉二钱代用。

辨明伤寒时疫

【题解】

本篇用对话体写成,提问者代表当时医界普遍的看法,从其中"既

用其方，必同其证"等言辞看，当时《伤寒论》学习者已有方证对应之弊。须知，"有是证便用是方"，即有什么样的病症就用什么样的方子，并不意味着用什么样的方子就必然有什么样的病症，这在逻辑上就讲不通。但通过回答这些问题，吴又可辨明了伤寒和时行瘟疫的区别，并在这一篇集中罗列。因此，这是本书中极其重要的一篇，须反复阅读，掌握作者的逻辑思辨。

　　或曰：子言伤寒与时疫有霄壤之隔，今用三承气及桃仁承气、抵当、茵陈诸汤^①，皆《伤寒》方也^②，既用其方，必同其证，子何言之异也？

　　曰：夫伤寒必有感冒之因，或单衣风露^③，或强力入水^④，或临风脱衣，或当檐出浴^⑤，当觉肌肉粟起^⑥，既而四肢拘急，恶风恶寒，然后头疼身痛，发热恶寒，脉浮而数^⑦，脉紧无汗为伤寒^⑧，脉缓有汗为伤风^⑨。

【注释】

①三承气：即大承气汤、小承气汤、调胃承气汤。桃仁承气：即桃仁承气汤。药味组成为：大黄、芒硝、桃仁、当归、芍药、丹皮。抵当：即抵当汤。药味组成为：水蛭、虻虫、桃仁、大黄。茵陈：即茵陈蒿汤。药味组成为：茵陈、栀子、大黄。

②《伤寒》方：东汉张仲景《伤寒论》里的方子。

③单衣风露：穿比较薄的衣服受了风或雨露。

④强力入水：在高强度的体力劳动后又下水。

⑤当檐出浴：洗完澡马上到屋檐下。

⑥肌肉粟起：感觉肌肉像起了很多粟米粒大的小疙瘩，也就是有起了鸡皮疙瘩的感觉。

⑦脉浮而数：同时出现浮脉和数脉。浮脉，指轻按即能感觉到、重按

反而感觉不到的一种脉象。数脉,为跳动较快的脉象,一般每分
钟在八十次以上。

⑧伤寒:此指被寒邪所伤而产生的疾病。

⑨伤风:此指被风邪所伤而产生的疾病。

【译文】

　　有人问:你说伤寒与时行瘟疫有天壤之别,现在你也用三种承气汤,
及桃仁承气汤、抵当汤、茵陈蒿汤,这些都是《伤寒论》里的方子,既然用
了它的方子,也就是因为有与它相同的症候,你怎么说它们不同呢?

　　我说:得伤寒病必然有感受外邪的病因,要么是衣衫单薄受了风寒
雨露,要么是剧烈劳作后忽然下水,要么是迎着大风脱了衣服,要么是洗
完澡出门受邪,当时觉得肌肤上像是起了鸡皮疙瘩,然后开始出现四肢
拘挛难以屈伸、怕风怕冷,然后头痛身痛、发热怕冷、脉浮而数。脉紧而
没有汗是伤寒,脉缓而有汗是伤风。

　　若时疫初起,原无感冒之因,忽觉凛凛,以后但热而不
恶寒,然亦有所触,因而发者,或饥饱劳碌,或焦思气郁,皆
能触动其邪,是促其发也。不因所触,无故自发者居多,促
而发者,十中之一二耳。且伤寒投剂,一汗而解;时疫发散,
虽汗不解。伤寒不传染于人,时疫能传染于人。伤寒之邪,
自毫窍而入;时疫之邪,自口鼻而入。伤寒感而即发,时疫
感久而后发。伤寒汗解在前,时疫汗解在后。伤寒投剂可
使立汗;时疫汗解,俟其内溃,汗出自然不可以期①。伤寒解
以发汗,时疫解以战汗②。

【注释】

①不可以期:无法预估期限,没有固定的时间。

②战汗:指一边剧烈颤抖一边出汗。

【译文】

如果是时行瘟疫刚开始,本来没有感受六淫外邪的病因,忽然觉得发冷,以后就只发热但不怕冷,但也可能是其他缘故引动而发,要么是饥饱劳碌等饮食起居方面的原因,要么是因为焦虑、忧思、气郁等情绪方面的原因,都能触动邪气,促使发病。没有触发,自行发病的多,有触发而发病的,十个里面只不过有一两个而已。而且,伤寒用药后,一出汗病就好了;时行瘟疫用发汗法,即使出了汗也好不了。伤寒不会传染给别人,时行瘟疫会传染给别人。伤寒,是邪气从体表汗毛孔入侵人体;时行瘟疫,是邪气从鼻子、嘴巴进入。伤寒一感受邪气马上发病;时行瘟疫感受邪气后,需要一段时间才发病。伤寒往往在病的初期用发汗,时行瘟疫往往在病的后期出汗而病愈。伤寒用药后,可以使人马上出汗;时行瘟疫出汗,往往要等到邪气从内溃散,什么时候出汗自然无法预估。伤寒用发汗的形式来解病,时行瘟疫则往往用战汗的形式来解病。

伤寒发斑则病笃①,时疫发斑则病衰。伤寒感邪在经,以经传经;时疫感邪在内,内溢于经,经不自传。伤寒感发甚暴,时疫多有淹缠二三日②,或渐加重,或淹缠五六日,忽然加重。伤寒初起,以发表为先;时疫初起,以疏利为主。种种不同。其所同者,伤寒时疫皆能传胃,至是同归于一,故用承气汤辈,导邪而出。要之,伤寒时疫,始异而终同也。

【注释】

①发斑:指体表出现红色的斑纹。病笃:指病情加剧。

②淹缠:迁延、缠绵。

【译文】

伤寒发斑则病加剧,时行瘟疫发斑则病情减缓。伤寒是六经感受邪气,且在六经之间相传;时行瘟疫则是体内受邪,从里外溢到六经,在六经之间则不会相传。伤寒感邪,发病非常迅速;时行瘟疫则要拖延缠绵两三天,然后或者渐渐加重,或者继续拖延缠绵,到第五六天的时候突然加重。伤寒初起阶段,先以解表发汗为治法;时行瘟疫初起阶段,主要以疏解通利为治法。伤寒和时行瘟疫,不同之处有多种。它们的相同之处在于,都能传到胃腑,到这里就同归于一了,所以用承气汤之类,把邪气导出去。简要地说,伤寒和时行瘟疫,开始时不一样,最终却是一样的。

　　夫伤寒之邪,自肌表一径传里①,如浮云之过太虚②,原无根蒂,惟其传法,始终有进而无退,故下后皆能脱然而愈③。

　　若时疫之邪,始则匿于膜原,根深蒂固,发时与荣卫交并,客邪经由之处,荣卫未有不被其所伤者,因其伤,故名曰溃。然不溃则不能传,不传邪不能出,邪不出而疾不瘳④。

【注释】

①一径传里:指邪气直接往里传。一径,即直接。

②浮云之过太虚:即浮云从天空飘过。太虚,即又大又空阔的天空。

③脱然而愈:疾病就像瓜熟蒂落一样脱落了,疾病也很快痊愈。脱然,疾病脱体。形容疾病去除后舒适的样子。

④瘳(chōu):病愈。

【译文】

　　伤寒的邪气,从肌表直接往里传,就像浮云飘过广阔的天空,本来是没有根蒂的,而其传变的方向,也是只往前进,不往后退,所以,泻下后,疾病就像瓜熟蒂落一样脱落,很快痊愈。

　　如果是时行瘟疫的邪气,开始时藏在膜原,根深蒂固,发作时与营卫相互影响,邪气所到之处,营卫之气没有不被它所伤的,因为被伤,所以叫"溃"。但邪气不溃散则不能传变,不传变则邪气不能排出,邪气不能排出则病不能痊愈。

　　然时疫下后,多有未能顿解者,何耶? 盖疫邪每有表里分传者,因有一半向外传,则邪留于肌肉;一半向内传,则邪留于胃家。邪留于胃,故里气结滞。里气结,表气因而不通,于是肌肉之邪,不能即达于肌表。下后里气一通,表气亦顺。向者郁于肌肉之邪,方能尽发于肌表,或斑或汗,然后脱然而愈。伤寒下后无有此法。虽曰终同,及细较之,而终又有不同者。

【译文】

　　然而,时行瘟疫在泻下后,多数还不能马上病愈,为什么呢? 因为疫邪经常有表里分传的,因为有一半向外传,邪气留在肌肉;一半向内传,邪气留在肠胃。因为邪气留在肠胃,所以体内之气郁结不通。体内气郁不通,则体表之气也因而不通,于是肌肉里面的邪气,不能到达肌肤表面。泻下之后,体内之气通了,体表之气也顺了。以前郁积在肌肉里的邪气,才能完全透发到肌肤之表,要么发斑,要么出汗,然后霍然病愈。伤寒病泻下后则没有这种现象。因此,虽说伤寒与时行瘟疫最终是相同的,但仔细比较起来,最终又仍有不同。

　　或曰:伤寒感天地之正气①,时疫感天地之戾气②,气既不同,俱用承气③,又何药之相同也④?

　　曰:风、寒、疫邪,与吾身之真气⑤,势不两立,一有所著,气壅火积⑥,气也、火也、邪也,三者混一,与之俱化,失其本然之面目,至是均为之邪矣。但以驱逐为功,何论邪之同异也?

【注释】

①正气：此处指常规的气。风、寒、暑、湿、燥、火，均属正气范畴。

②戾气：即暴戾之气。

③承气：指承气汤类方剂，如大承气汤、小承气汤、调胃承气汤等。

④何药之相同：为什么用药却相同。

⑤真气：即人体的真元之气，是生命的原动力，由先天之气和后天之气结合而成。

⑥气壅火积：气机壅滞，郁而化热生火。

【译文】

有人说：伤寒是感受了天地之间常规的气，时行瘟疫是感受了天地之间的戾气，气既然不相同，却都用承气汤，为什么用药相同呢？

我说：风邪、寒邪和疫邪，都是与我们身体正气势不两立的。一旦被它们附着，身体的气就被壅滞了，郁而化热生火，火也会郁积，气、火、邪三者混为一体，共同变化，失去了本来的面目，到此都是邪了。只要以驱邪为目的就可以了，何须问所受邪气的异同呢？

假如初得伤寒为阴邪，主闭藏而无汗①，伤风为阳邪，主开发而多汗，始有桂枝、麻黄之分，原其感而未化也②，传至少阳③，并用柴胡，传至胃家，并用承气，至是亦无复有风、寒之分矣。推而广之，是知疫邪传胃，治法无异也。

【注释】

①闭藏：指寒邪郁闭肌表，导致汗不能出。

②未化：没有传变转化。

③少阳：六经之一。足少阳为胆经，手少阳为三焦经。邪气传到少阳经，即与胆及三焦相关。

【译文】

假如刚得的伤寒是阴邪,主闭藏,所以没有汗,伤于风是阳邪,主开发,所以汗多,由此有了桂枝汤和麻黄汤的区分,这是因为所感之邪还没有传变传化。待到邪气传到少阳,就都用柴胡汤类,传到肠胃,都用承气汤类,到此也不再有风和寒的分别了。推而广之,就可以知道疫邪传到胃腑后,治法也没有什么不一样。

发斑战汗合论

【题解】

邪从外解,气分的邪以汗的形式发出来,血分的邪以斑的形式发出来。从本条到"发斑"条,都是在详论这个问题。不光瘟疫,其他杂病如果要往外透邪,也遵循这些规律,这种情况在临床中比较常见。

凡疫邪留于气分①,解以战汗②;留于血分③,解以发斑④。气属阳而轻清,血属阴而重浊。是以邪在气分则易疏透,邪在血分恒多胶滞⑤,故阳主速而阴主迟。所以从战汗者,可使顿解;从发斑者,当图渐愈。

【注释】

①气分:指人体属于气的部分,与血分相对,其部位较血分为浅。

②战汗:一边剧烈颤抖一边出汗。

③血分:指人体属于血的部分,与气分相对,其部位较气分为深。

④发斑:指体表出现红色的斑纹。

⑤胶滞:胶着滞涩。

【译文】

凡是瘟疫之邪,停留在气分的,通过战汗的方式外解;停留在血分的,通过发斑的方式外解。气属于阳,是轻清的;血属于阴,是重浊的。所以,邪在气分则容易疏散透出,邪在血分则经常胶着滞涩,所以,阳意味着快,阴意味着慢,因此,通过战汗,可以使邪气很快解除;通过发斑,则只能逐渐痊愈。

战汗

【题解】

战汗是深伏并流连于气分的邪气从表解的最佳形式。瘟疫之外的病,邪气不甚,往往战汗之后霍然病愈。但瘟疫有所不同,一次战汗并不意味着痊愈,而且在战汗中还有种种危险情形。战汗后还需再战汗,或需泻下。泻下后,表仍有邪,当汗解,如果不能出汗,则用柴胡清燥汤和其表里,如果还不能出汗,又该怎么办?战而不汗是怎么回事?战汗中的病人应如何护理?本篇会为我们逐一解答这些问题。关于战汗,历代医家多有论述,这一篇所论是研究者无法绕过的重要篇章。

疫邪先传表后传里,忽得战汗,经气输泄①,当即脉静身凉,烦渴顿除。三五日后,阳气渐积,不待饮食劳碌,或有反复者,盖表邪已解,里邪未去,才觉发热,下之即解。疫邪表里分传,里气壅闭,非汗、下不可②。汗、下之未尽,日后复热,当复下复汗。

【注释】

①经气输泄:在表之气得以舒布开泄。
②汗下:即"汗之下之",也就是采取发汗和泻下的方法。

【译文】

瘟疫之邪总是先往表传变,再往里传变,如果忽然出现战汗,也就是一边震颤一边出汗，这是在表之气得以舒布开泄，马上就会脉静身凉，心烦口渴立刻没有了。三五天后，阳气逐渐积累，不需要饮食不当或劳碌过度，有人就出现病情反复，这是因为在表的邪气解除了，但在里的邪气还没有去掉，一旦觉得发热，泻下就能解除。瘟疫之邪会表里分传，体内之气也壅闭了，非汗法、下法同用不可。用了汗法、下法但邪气仍然没有尽除，后来又发热，应当再用汗法、下法。

　　温疫下后，烦渴减，腹满去，或思食而知味，里气和也①。身热未除，脉近浮，此邪气拂郁于经②，表未解也，当得汗解。如未得汗，以柴胡清燥汤和之③。复不得汗者，从渐解也④，不可苛求其汗。

【注释】
①里气：指体内之气，尤指肠胃功能。
②拂郁：流连郁滞。
③柴胡清燥汤：药味组成为：柴胡、黄芩、陈皮、花粉、知母、甘草。详见本书"下后间服缓剂"条。
④渐解：逐渐解除。这也是邪气解出的一种方式，与战汗、发斑不同。
【译文】
　　温疫泻下后，心烦口渴减少，腹满去除了，有人会想吃东西，口中知道食物的味道，这是因为胃气平和了。身体发热没有尽除，脉象偏浮，这是邪气郁在体表，体表之邪未解除，应当发汗解表。如果没有出汗，就用柴胡清燥汤，调和表里。如果还不出汗，邪气当逐渐解除，不能强求出汗。

　　应下失下，气消血耗，既下欲作战汗，但战而不汗者危。以中气亏微①，但能降陷②，不能升发也。次日当期复战，厥回汗出者生③，厥不回，汗不出者死。以正气脱，不胜其邪也。

战而厥回无汗者，真阳尚在④，表气枯涸也，可使渐愈。凡战而不复，忽痉者必死⑤。痉者身如尸，牙关紧，目上视。

【注释】

①中气：指脾胃之气，即脾胃的功能。

②降陷：下降、下陷，与升发相对。

③厥回：指厥逆之象回转。厥为气逆，表现为昏厥、手足冷等。

④真阳：人体的元阳，通常指肾阳，是人体最根本的阳气。

⑤痉（jìng）：肌肉紧张，或不自主地抽搐。

【译文】

应该泻下而没有泻下，气血被邪气消耗掉了，再用泻下后，又要出现战汗，只是身体震颤但并不出汗的是危险的。因为中气亏虚衰弱了，只能往下降、往里陷，不能往上升、往表发。第二天可能还会再次战汗，如果手足回温、出汗的就有生机；手足不回温，汗也不出的人就会死。因为正气虚脱了，不能战胜邪气。

震颤后，手足回温，但没有出汗的，肾阳还在，只不过是体表津气枯涸，可以逐渐好转并痊愈。凡是震颤无法停止，后来又忽然痉挛抽搐的人，一定会死。发痉，就是身体像尸体一样僵直，牙关紧闭，眼珠往上翻。

凡战不可扰动，但可温覆，扰动则战而中止，次日当期复战。

战汗后复下后，越二三日反腹痛不止者，欲作滞下也，无论已见积未见积①，宜芍药汤。

芍药汤

白芍一钱　当归一钱　槟榔二钱　厚朴一钱　甘草七分

水、姜煎服。里急后重^②,加大黄三钱;红积^③,倍芍药;白积^④,倍槟榔。

【注释】

①见积:看到排出的积滞。痢疾必兼积滞,如解出如脓冻状物,即为见积。积,积滞。

②里急后重:腹中窘迫拘急而痛,肛门下坠。这是痢疾常见症状。

③红积:痢疾解出的积滞之物呈红色。

④白积:痢疾解出的积滞之物呈白色,如脓冻状。

【译文】

凡是战汗,都不能扰动,只能轻轻给病人加盖一些衣物保暖,以免他着凉。如果过于扰动,战汗就会被中止,只能指望第二天再战汗一次了。战汗后,又泻下后,过了两三天,反而腹痛不止的,是即将出现痢疾,不管痢疾是否已经形成,马上用芍药汤。

芍药汤

白芍一钱　当归一钱　槟榔二钱　厚朴一钱　甘草七分

用水加生姜煎服。如果感到腹中窘迫拘急而痛,肛门下坠,加大黄三钱;解下的积滞之物发红,方中芍药用量加倍;解下的积滞之物是白色的,方中槟榔用量加倍。

自汗

【题解】

自汗的出汗部位比较表浅,而疫邪往往深伏,所以,自汗并非解邪的最佳方法。有时候,经过几天的自汗,邪尽汗止,无需治疗;有时候,自汗是一种病态,需要因势利导,以助邪气透出;有时候,自汗是一种假象,有里证仍当泻下;有时候,自汗则是虚象,如果未能分清虚实,则误人不浅。

　　自汗者,不因发散,自然汗出也。伏邪中溃,气通得汗①,邪欲去也。若脉长洪而数,身热大渴,宜白虎汤②,得战汗方解。

　　若里证下后,续得自汗,虽二三日不止,甚则四五日不止,身微热,热甚则汗甚,热微汗亦微,此属实③,乃表有留邪也,邪尽汗止。汗不止者,宜柴胡汤以佐之④,表解则汗止,设有三阳经证⑤,当用三阳随经加减法⑥,与协热下利投承气同义⑦,表里虽殊,其理则一。若误认为表虚自汗,辄用黄芪实表及止汗之剂,则误矣。有里证,时当盛暑,多作自汗,宜下之。白虎证自汗详见前。

【注释】

①气通得汗:卫气畅通,汗自然而出。

②白虎汤:出自东汉张仲景《伤寒论·辨太阳病脉证并治下第七》。为清阳明气分实热之剂。药味组成为:生石膏、知母、粳米、甘草。

③属实:属于实证,即邪气较盛的病症。

④柴胡汤:在此指小柴胡汤或柴胡养荣汤。

⑤三阳经证:指太阳经证、阳明经证、少阳经证。太阳经证如腰背项痛,阳明经证如目痛、眉棱骨痛、鼻干等,少阳经证如胁痛、耳聋、寒热往来、呕而口苦等。

⑥用三阳随经加减法:即出现太阳经症状加羌活,出现少阳经症状加柴胡,出现阳明经症状加葛根。如果没有相应症状则不用加。详见"温疫初起"条中三阳加法。

⑦协热下利投承气:指一面午后发热,一面泻泄,是热邪传入肠胃所致,当用小承气汤,通下热邪。详见"大便"条。

【译文】

　　自汗，是没有使用发散的方法，身体自然出汗。潜伏的邪气从体内溃散，气通了，身上有汗，是邪气将要出去。如果脉长洪而数，身体发热，口中大渴，可用白虎汤，然后出现战汗，病邪才完全解除。

　　如果是里证泻下之后，接着出现自汗，两二三天都不停，甚至四五天都不停，身体微微发热，发热多的时候汗也多，发热轻的时候汗也少，这是实证，是体表有残余的邪气，邪气排尽，汗也就止住了。如果汗还不止，就用柴胡汤帮助出汗，表邪解了，汗也就止住了。如果有三阳经症状，应当用三阳经的随经加减法，这与协热下利用承气汤是同一个意思。虽然一在表一在里，但道理是一样的。如果认为是表虚自汗，用黄芪固表，再加各种止汗的药，那就错了。有里证，又正是盛夏酷暑之时，也会多有自汗，仍宜用下法。白虎汤证的自汗详见前文。

　　若面无神色^①，唇口刮白^②，表里无阳证，喜热饮，稍冷则畏，脉微欲绝，忽得自汗，淡而无味者为虚脱。夜发则昼死，昼发则夜亡。急当峻补，补不及者死。大病愈后数日，每饮食及惊动即汗，此表里虚怯，宜人参养荣汤倍黄芪。

【注释】

　　①面无神色：指脸上没有健康的神采和颜色。中医望诊，先望神采，再望颜色。神，神采。色，颜色。
　　②刮白：颜色淡，发白，没有血色。

【译文】

　　如果脸上没有神采和血色，嘴唇发白，表里都没有阳证，喜欢喝热水，稍微有点冷就害怕，脉微弱得好像要断绝，忽然自汗，汗液淡，没有气味，则是虚脱。晚上发虚脱则白天死，白天发则晚上死。发虚脱需要用峻猛的补药，补得不及时人就死了。大病痊愈几天后，每当饮食或受到惊动时就出汗，这是因为身体表里亏虚，可用人参荣汤，黄芪用量加倍。

盗汗

【题解】

杂病盗汗，往往病深，伤寒及瘟疫盗汗，反为病浅。虽然病邪甚浅，然亦有虚实之分。实证，邪浅且微，通过盗汗而解，邪尽汗止；若不能止，则用柴胡汤调和半表半里，助邪外达。虚证，在病愈之后，必脉静身凉，方可用补法。

里证下后，续得盗汗者[①]，表有微邪也。若邪甚，竟作自汗[②]；伏邪中溃，则作战汗矣。凡人目张则卫气行于阳，目瞑则卫气行于阴[③]。行阳谓升发于表，行阴谓敛降于内。行于阴不能卫护其表，毫窍空疏[④]，微邪乘间而出，邪尽而盗汗自止。设不止者，宜柴胡汤以佐之。

【注释】

①盗汗：指人在睡眠中出汗，醒后汗止。

②自汗：指人在醒着的时候，不经外界环境和情绪、劳动等因素的影响，身体自然出汗。

③目张则卫气行于阳，目瞑则卫气行于阴：人醒着的时候卫气在阳分，在表运行，人睡着以后，卫气潜于里，在阴分。见《黄帝内经·灵枢·口问第二十八》"卫气昼日行于阳，夜半则行于阴，阴者主夜，夜者卧，阳者主上，阴者主下，故阴气积于下，阳气未尽，阳引而上，阴引而下，阴阳相引，故数欠，阳气尽，阴气盛则目瞑，阴气尽而阳气盛，则寤矣。"

④毫窍空疏：毛孔空虚疏松。

【译文】

里证泻下后，又出现盗汗，是因为体表有轻微的邪气。如果邪气旺，会直接出现自汗；如果邪气从体内溃散，则会出现战汗。人醒着的时候，卫气在阳分运行；睡着的时候，卫气在阴分运行。卫气在阳分运行，即升发于体表；卫气在阴分运行，即收敛潜降于体内。当卫气在阴分运行的时候，不能护卫体表，汗毛孔空虚，体内的微邪就乘此机会出来了，邪气出尽，则盗汗自然停止。如果不能停止，宜用柴胡汤辅助。

时疫愈后，脉静身凉，数日后反得盗汗及自汗者，此属表虚，宜黄芪汤、柴胡汤。

柴胡汤

柴胡三钱　黄芩一钱　陈皮一钱　甘草一钱　生姜一钱　大枣二枚

古方用人参、半夏，今表里实，故不用人参。无呕吐，不加半夏。

黄芪汤

黄芪三钱　五味子三钱　当归一钱　白术一钱　甘草五分

照常煎服。如汗未止，加麻黄净根一钱五分，无有不止者。然属实常多，属虚常少，邪气盛为实，正气夺为虚。虚实之分，在乎有热无热，有热为实，无热为虚。若颠倒误用，未免实实虚虚之误①，临证当慎。

【注释】

①实实虚虚：使实的更实，虚的更虚，此为医家治病之大忌。《黄帝内经·素问·五常政大论篇第七十》："无盛盛，无虚虚，而遗人夭

映。"《难经·十二难》:"阳绝补阴,阴绝补阳,是谓实实虚虚,损
不足益有余,如此死者,医杀之耳。"

【译文】

时行瘟疫痊愈后,脉静身凉,几天后反而出现盗汗及自汗,这属于体
表之气亏虚,可以用黄芪汤。

柴胡汤

柴胡三钱　黄芩一钱　陈皮一钱　甘草一钱　生姜一钱　大枣二枚

古方,即《伤寒论》中的小柴胡汤中用人参、半夏,今表里有实邪,所
以不用人参。没有呕吐症状,所以不加半夏。

黄芪汤

黄芪三钱　五味子三钱　当归一钱　白术一钱　甘草五分

按照常规方法煎服。如果出汗没有止住,加麻黄净根一钱五分,没
有止不住的。然而,出汗属于实证的常常很多,属于虚证的常常很少,邪
气旺盛为实,正气亏损为虚。要分辨虚实,关键在于有无热象,有热象则
为实,没有热象则为虚。若虚实颠倒,误用方药,就未免出现使实的更实,
虚的更虚的失误了,在临床中应当谨慎。

狂汗

【题解】

体质强盛的人,才可能狂汗。狂汗,即猛然间大量出汗,虽然结果是
好的,但也有一个略微曲折的过程,即气机先闭后开。

狂汗者,伏邪中溃,欲作汗解,因其人禀赋充盛[①],阳气
冲击[②],不能顿开,故忽然坐卧不安,且狂且躁,少顷大汗淋
漓,狂躁顿止,脉静身凉,霍然而愈。

【注释】

①禀赋：指一个人从天地和父母处继承过来的身体素质。禀赋充足者身体强盛。禀，又作"秉"，秉承。

②阳气冲击：指邪气溃散后，随着人体阳气往体外走，对毛孔造成冲击之势。

【译文】

狂汗，是因为伏邪在体内溃散，要通过出汗的方式排解。因为病人禀赋充足，身体强盛，卫外之气也强，溃散的邪气随着阳气往外冲击，毛孔不能轻易被打开，所以忽然坐卧不安，又狂又燥，过了一会，毛孔终于开了，于是大汗淋漓，狂躁顿时停止，继而脉静身凉，病一下子就好了。

发斑

【题解】

发斑，可能是邪入血分后的一种病理现象，如何廉臣编《全国名医验案类编》二集《八大传染病》中就有《温毒发斑案》《温疫发斑案》。出现发斑，就需要对证而治，清气凉血。但此处所论发斑，是血分之邪外达的表现。此时若误用寒凉，则遏邪外发；若过用下法，则会使邪内陷。

邪留血分，里气壅闭，非下不能发斑，斑出为毒邪外解，下后斑渐出，更不可大下，设有下证，少与承气缓缓下之。若复大下，中气不振，斑毒内陷则危①，宜托里举斑汤。

托里举斑汤

白芍药、当归各一钱　升麻五分　白芷、柴胡各七分穿山甲一钱，炙黄，为粗末

水、姜煎服。下后斑渐出，复大下，斑毒复隐，反加循衣摸床、撮空理线、脉渐微者危②，本方加人参一钱，补不及者

死。若未下而先发斑者,设有下证,少与承气,须从缓下。

【注释】

①内陷:指在正气不足的情况下,本来要往表透散的邪气忽然改变方向往体内走。

②循衣摸床、撮空理线:人在病危时,因精气垂绝而产生的无意识动作,用手沿着衣服在床上摸,拇指和食指在空中不断捻动。清代张璐《张氏医通·神志门》:"循衣撮空摸床,多是大虚之候,不问杂病伤寒,以大补之剂投之,多有得生者。"

【译文】

邪气在血分,而且肠胃之气壅闭,不先用泻下不能发斑。斑出来了,表明邪毒在往外排解。泻下后,体表渐渐出现红斑,不要继续大肆使用泻下的方药,假设还有泻下证,可以用小剂量的承气汤,缓缓泻下。如果还用大剂量的泻下剂,则会使中气大伤,不能振作,斑毒往里陷下就危险了,此时可以用托里举斑汤。

托里举斑汤

白芍药、当归各一钱　升麻五分　白芷、柴胡各七分　穿山甲一钱,炙黄,打成粗末

用水加姜煎服。泻下后,斑逐渐出现,又大量泻下,刚发出来的斑毒又隐去了,反而增加了循衣摸床、撮空理线等症状,脉也逐渐微弱,这是很危险的,可以在本方的基础上加人参一钱,如果补得不及时、不到位,就会死。如果还没有泻下就先发斑,仍有可泻下的病症,只能稍微用点承气汤,缓缓泻下。

数下亡阴

【题解】

疫邪传里,当泻下为主,一次泻下不尽,往往要多次泻下。但泻下必

须以大量津液的消耗为代价，所以，如果泻下次数过多，就有伤阴之患。治法，里邪尽则用清燥养荣汤，里证仍在则用承气养荣汤。

　　下证以邪未尽，不得已而数下之，间有两目加涩，舌反枯丁，津不到咽，唇口燥裂，缘其人所禀阳脏①，素多火而阴亏。今重亡津液，宜清燥养荣汤②。设热渴未除，里证仍在，宜承气养荣汤③。

【注释】

　①阳脏：阳盛体质之人。明代张介宾《景岳全书·寒热篇》："阳脏者，必平生喜冷畏热，即朝夕食冷，一无所病，此其阳有余也。"

　②清燥养荣汤：为吴又可所创方剂，用于疫病解后阴枯血燥。药味组成为：知母、天花粉、当归身、白芍、地黄汁、陈皮、灯心、甘草。

　③承气养荣汤：为吴又可所创方剂，用于润燥兼下热结，药味组成为：知母、当归、芍药、生地、大黄、枳实、厚朴。

【译文】

　泻下证，因为邪气没有尽除，不得已只好再泻下几次，其中病人有双目更加干涩、舌头反而干枯，津液不能上承到咽喉，口唇干燥开裂，因为这个人是阳盛体质，平素阴虚多火。现在津液因泻下而伤，宜用清燥养荣汤。如果发热、口渴没有除掉，里证仍然存在，宜用承气养荣汤。

解后宜养阴忌投参术

【题解】

　疫邪解后，往往显出虚象，很多医家都会自然认为虚则补之。殊不知，只要有邪气未尽，就不可补。人参、黄芪、白术之类，虽说能健脾益气，但也会壅滞气机，所以尤其要慎用。本篇立清燥养荣汤、柴胡养荣汤、承气养荣汤、瓜贝养荣汤,专为疫邪解后而设,其主药为当归、白芍、知母,养血清热,其余诸药随证加减。

　　夫疫乃热病也,邪气内郁,阳气不得宣布^①,积阳为火,阴血每为热搏^②。暴解之后,余焰尚在,阴血未复,大忌参、芪、白术,得之反助其壅郁。余邪留伏,不惟目下淹缠,日后必变生异证:或周身痛痹^③,或四肢挛急^④,或流火结痰^⑤,或遍身疮疡,或两腿钻痛,或劳嗽涌痰^⑥,或气毒流注^⑦,或痰核穿漏^⑧。皆骤补之为害也。

【注释】

①宣布:宣发于外,散布开来。

②阴血:泛指津液、血液、精液等各类物质层面的东西。

③痛痹:因气血被邪气阻滞不通而产生的各种疼痛。

④四肢挛急:四肢筋脉肌肉紧张或抽动。

⑤流火结痰:各种火毒到处流窜,出现发红或疮疡,痰结成痰核或瘰疬。

⑥劳嗽:因长期咳嗽而成劳损,或因劳损伤肺而导致的咳嗽,往往不易治疗。

⑦气毒流注:邪气壅滞到身体某个部位,出现脓肿、疼痛等症状。

⑧痰核穿漏:痰核瘰疬破溃,造成穿孔。痰核,指顽痰久积,结成的核状物。

【译文】

瘟疫是热病,邪气郁积在内,阳气也不能宣发于外并散布开来,积在体内就会化成火,阴血也受到热的影响。邪气猛然解散,火邪仍有残余,阴血也没有恢复,非常忌讳用人参、黄芪、白术,用了就会加速气机的壅滞和郁积。残存的邪气停留并潜伏,不但当时会使病情缠绵不愈,以后还会变化生出各种不同的病来：要么全身疼痛不通，要么四肢拘急痉挛，要么到处发红结块，要么浑身生疮溃疡，要么两腿疼得像针刺，要么出现顽固的咳嗽多痰，要么毒随气走浑身脓肿疼痛，要么痰块结核然后又破溃穿孔。这些都是立即用补药的害处。

凡有阴枯血燥者，宜清燥养荣汤。若素多痰，及少年平时肥盛者，投之恐有泥膈之弊[①]，亦宜斟酌。大抵时疫愈后，调理之剂，投之不当，莫如静养、节饮食为第一。

清燥养荣汤

知母　天花粉　当归身　白芍　地黄汁　陈皮　甘草

加灯心煎服。

表有余热，宜柴胡养荣汤。

柴胡养荣汤

柴胡　黄芩　陈皮　甘草　当归　白芍　生地　知母　天花粉

姜、枣煎服。

里证未尽，宜承气养荣汤。

承气养荣汤

知母　当归　芍药　生地　大黄　枳实　厚朴

水、姜煎服。

痰涎涌甚，胸膈不清者，宜瓜贝养荣汤。

瓜贝养荣汤

知母　花粉　贝母　瓜蒌实　橘红　白芍　当归　紫苏子

水、姜煎服。

【注释】

①泥膈:滋腻以致阻滞气机。有版本作"腻膈"。

【译文】

凡是阴虚血少的,宜用清燥养荣汤。如果平素痰多,或者年少之人,平素比较肥胖,用这个方可能会出现滋腻、阻滞气机的弊病,所以也要斟酌加减。一般时行瘟疫病愈后,调理的方剂如果用得不恰当,还不如不吃药,只是安心静养,通过饮食调理为最好。

清燥养荣汤

知母　天花粉　当归身　白芍　地黄汁　陈皮　甘草

加灯心,煎服。

体表有残余热邪,宜用柴胡养荣汤。

柴胡养荣汤

柴胡　黄芩　陈皮　甘草　当归　白芍　生地　知母　天花粉

加生姜、大枣煎服。

里证没有完全去除,宜用承气养荣汤。

承气养荣汤

知母　当归　芍药　生地　大黄　枳实　厚朴

用水加姜煎服。

痰涎剧烈涌出,胸膈不清爽的,宜用瓜贝养荣汤。

瓜贝养荣汤

知母　花粉　贝母　瓜蒌实　橘红　白芍　当归　紫苏子

用水加姜煎服。

用参宜忌有前利后害之不同

【题解】

在明朝,尤其是晚明,用人参简直成了一种社会风尚,医家病家都喜欢用人参，而惧怕大黄，故有"人参杀人无过，大黄救人无功"之说。在疫邪传里的情况下，吴又可大力推崇泻下法，对于补法则慎之又慎，所以，他喜用大黄而慎用人参。这在当时也是被很多人非议的。本篇强调，只要是里有实邪，人参便不当用；在泻下后，里气亏虚的情况下，用人参可能合有一时之舒适，但也不可过量。

　　凡人参所忌者里证耳。邪在表及半表半里者，投之不妨。表有客邪者，古方如参苏饮、小柴胡汤、败毒散是也①。半表半里者，如久疟挟虚②，用补中益气③，不但无碍，而且得效，即使暴疟，邪气正盛，投之不当，亦不至胀，为无里证也。夫里证者，不特伤寒、温疫传胃，至如杂证④，气郁、血郁、火郁、湿郁、痰郁、食郁之类⑤，皆为里证，投之即胀者，盖以实填实也⑥。

【注释】

①参苏饮：出自宋代《太平惠民和剂局方》。为益气解表，理气化痰之剂。其药味组成为：人参、紫苏叶、半夏、葛根、前胡、桔梗、枳壳、木香、陈皮、茯苓、甘草。败毒散：即人参败毒散，为益气解表，扶正祛邪之剂。出自《太平惠民和剂局方》。其药味组成为：柴胡、前胡、羌活、独活、桔梗、枳壳、川芎、人参、茯苓、甘草。

②久疟挟虚：疟疾持续时间太久而未愈，往往消耗人的气血，使人兼虚证，即在患病的同时出现身体虚弱。

③补中益气：即补中益气汤，为李东垣所创制。其药味组成为：黄芪、人参、白术、陈皮、升麻、柴胡、当归、甘草。

④杂证：中医常称外感病之外的病症为杂证或杂病。

⑤气郁、血郁、火郁、湿郁、痰郁、食郁：即因气、血、火、湿、痰、食等

因素阻滞人体气机导致的郁结不通。

⑥以实填实：即用补益类药治实证类疾病，这是医家之大忌。第一个"实"指补药；第二个"实"为实证，即邪气偏旺的疾病。

【译文】

凡是忌讳用人参的，都是里证。邪气在表，或在半表半里的，用人参并不妨事。例如体表有邪的，古方有参苏饮、小柴胡汤、败毒散之类，都用人参。邪在半表半里的，比如疟疾久了，必然兼虚，用补中益气汤，不但没有妨碍，反而有效，即使是急性疟疾，邪气正旺盛，人参用得不恰当，也不至于导致腹胀，因为没有里证。里证，不光是伤寒、温疫之邪传胃，还有杂证中的气郁、血郁、火郁、湿郁、痰郁、食郁之类，都是里证，用了人参就会发胀，因为是用补药去治有实邪的病。

今温疫下后，适有暂时之通，即投人参，因而不胀，医者、病者，以为用参之后虽不见佳处，然不为祸，便为是福，乃恣意投之。不知胃家喜通恶塞①，下后虽通，余邪尚在，再四服之，则助邪填实，前证复起，祸害随至矣。间有失下以致气血虚耗者，有因邪盛数下，及大下而挟虚者，遂投人参，当觉精神爽慧，医者、病者，皆以为得意②，明后日再三投之，即加变证。盖下后始则胃家乍虚，沾其补益而快，殊弗思余邪未尽，恣意投之，则渐加壅闭，邪火复炽，愈投而变证愈增矣。良由下后邪缓虚急，是以补正之效显而助邪之害隐也。前后利害之不同者有如此。

【注释】

①喜通恶塞：六腑以通为用，故胃宜通降而不宜闭塞。

②得意：得其法，病向愈。

【译文】

现在温疫泻下后，刚好肠胃暂时是通畅的，马上用人参，所以也不胀，医家和病家都以为用了人参后虽然没见到好处，但不为祸便以为是福，于是尽情使用。不知道肠胃系统喜欢通畅，最忌闭塞，泻下后，肠胃虽然通了，但残余的邪气仍在，服用人参的次数多了，则补益了邪气，闭塞了气机，前面的症状又复发了，祸害也随之而来。偶尔有泻下太迟导致气血因消耗过多而亏虚的，有因为邪气太盛而泻下次数较多或泻下较猛烈而导致亏虚的，所以用人参，当时觉得神清气爽，医家和病家都以为用得好，于是明天后天继续使用，然后就出现变证了。这是因为泻下后，开始是肠胃系统一下子空了，略用补药就会觉得舒服，殊不知残余的邪气没有完全消除，人参用多了，体内又会渐渐壅闭，邪火又重新燃起来，越用人参，变生出来的各种症状就越多了。因为泻下后邪气缓解了，虚是当务之急，所以人参补正气的效果凸显出来，而助邪气的害处被隐藏起来了。先有利而后有害，悬殊竟然这么大。

下后间服缓剂

【题解】

泻下，虽然是治疗疫邪传里的必用方法，但也不可一味泻下。尤其是必须多次泻下的过程中，也要有宽缓的时候，这时候宜用柴胡清燥汤，调和表里。其方是小柴胡汤的变方：加知母以增强清热力度；变人参为陈皮，即改补气为理气；变半夏为花粉，以化热痰而生津。其方在应用上较为灵活，故未标剂量，须读者在临证中灵活掌握。此法的具体应用，可见"下后脉反数""因证数攻""战汗"等条的医案中。

下后或数下，膜原尚有余邪未尽传胃，邪热与卫气相并①，故热不能顿除，当宽缓两日，俟余邪聚胃，再下之，宜柴胡清燥汤缓剂调理。

柴胡清燥汤

柴胡　黄芩　陈皮　甘草　花粉　知母

姜、枣煎服。

【注释】

①相并：合并。此指互相交缠。

【译文】

泻下后，或屡经泻下后，膜原还有余邪没有完全传到肠胃，邪热与胃气合并，相互交缠，所以热不能马上清除，应当宽缓两天，等到残余的邪气聚集到肠胃，再泻下。宽缓期间，宜用柴胡清燥汤等和缓的方剂来调理。

柴胡清燥汤

柴胡　黄芩　陈皮　甘草　花粉　知母

加生姜、大枣煎服。

下后反痞

【题解】

痞分虚实。实证的痞，会随泻下而消失，只需将其邪泻下即可；虚证的痞，则出现在泻下后，或越泻下越痞。本篇所列参附养荣汤，只可用于治虚痞，因为其中有人参、附子、干姜等大补大热之品，所以千万不可过剂。

疫邪留于心胸①，令人痞满，下之，痞应去，今反痞者，虚也。以其人或因他病先亏，或因新产后气血两虚，或禀赋娇怯②，因下益虚，失其健运③，邪气留止，故令痞满。今愈下而痞愈甚,若更用行气破气之剂④,转成坏证⑤,宜参附养荣汤。

参附养荣汤

当归一钱　白芍一钱　生地三钱　人参一钱　附子炮,七分　干姜炒,一钱

照常煎服。

果如前证,一服痞当如失。倘有下证,下后脉实⑥,痞未除者,再下之。此有虚实之分,一者有下证,下后痞即减者为实;一者表虽微热,脉不甚数,口不渴,下后痞反甚者为虚。若潮热、口渴、脉数而痞者,投之祸不旋踵。

【注释】

①心胸:古人常心胃不分,所言心痛,其实是胃痛,故有"十种心痛,九种属胃"之说。又说"心为君主之官,义不受邪"。这里的心也是指胃。心胸,其实就是肺胃。

②禀赋娇怯:即先天体质就很差。娇,身体柔弱。怯,心理脆弱,容易受惊。

③健运:脾主健运,脾失健运,指因脾虚,运化能力减弱。

④行气:身体气机不通,就用行气药,使气能通行,行气之药如陈皮、木香等。破气:身体气机不通到一定的程度,用行气药无效,则用破气药,以打破气结,使气通行,破气药如枳实等。

⑤坏证,指疾病经过错误治疗,越发严重,以致几乎无法治疗。

⑥脉实:脉壮实而有力。

【译文】

疫邪停留在心胸部位,使人感觉痞闷胀满,泻下后,痞闷胀满应当消失,现在反而更加痞闷胀满,这是因为虚。因为病人要么因为患其他病

先虚了，要么因为产后气血两虚，要么先天柔弱体质差，因为泻下更加虚弱，脾不能正常地运化，邪气停留，所以令人痞闷胀满。现在越泻下痞闷越厉害，如果再用行气、破气的药剂，病就会治成坏证，适宜用参附养荣汤。

参附养荣汤

当归一钱　白芍一钱　生地三钱　人参一钱　附子炮，七分　干姜炒，一钱

按照常规方法煎服。

如果真的是前面这种情况，此方服用一剂，痞满胀闷就会消失。当然，如果有应当泻下的症状，泻下后，脉仍然有力，痞满胀闷也没有除掉，这就需要继续泻下。痞满胀闷是有虚实之分的：一者，有应当泻下的症状，泻下后痞满胀闷就减轻的，是实证；一者，体表虽然有微热，脉不是很数，口不渴，泻下后痞满胀闷反而加剧的，是虚证。如果每天到午后就发热，口渴，脉数，而且痞满胀闷，再用参附养荣汤，马上就会出大问题。

下后反呕

【题解】

呕亦分虚实。如果是实证，随着泻下，呕吐当逐渐减轻或消失，见"下隔"条；如果泻下后反而出现呕吐，或呕吐加剧，则是虚证，即本篇所论情形。本篇附载医案一则，同是呕吐，在同一个人同一个病的不同过程中竟然有虚实的不同，先为实证，后为虚证，故治法各异。这也进一步提示我们，医者当审时度势，把握病机，切不可拘泥于某个症状而照搬方药。

疫邪留于心胸，胃口热甚，皆令呕不止，下之呕当去，今反呕者，此属胃气虚寒，少进粥饮，便欲吞酸者①，宜半夏藿香汤，一服呕立止，谷食渐加。

半夏藿香汤

半夏一钱五分　真藿香一钱　干姜炒，一钱　白茯苓一钱　广陈皮一钱　白术炒，一钱　甘草五分

水、姜煎服。

【注释】

①吞酸：指酸水泛上激于咽喉之间，未及吐出又吞咽下去。

【译文】

疫邪停留于心胸部位，胃的上口严重发热，都能令人呕吐不止。泻下后，呕吐症状应当消失，现在反而仍然呕吐，这属于胃气虚寒，略微喝点粥，就要吞吐酸水，宜用半夏藿香汤，喝一次，呕吐就会立即停止，然后饮食也会逐渐增加。

半夏藿香汤

半夏一钱五分　真藿香一钱　干姜炒，一钱　白茯苓一钱　广陈皮一钱　白术炒，一钱　甘草五分

用水加姜煎服。

　　有前后一证首尾两变者，有患疫时，心下胀满①，口渴，发热而呕，此应下之证也。下之诸证减去六七，呕亦减半，再下之，胀除热退渴止，向则数日不眠，今则少寐，呕独转甚，此疫毒去而诸证除，胃续寒而呕甚，与半夏藿香汤一剂，而呕即止。

【注释】

①心下：即胃部。

【译文】

有时候，在同一个病的首尾，呕吐这个症状的意义也不一样。有位

患者，在刚得瘟疫时，胃部胀满，口渴，发热，呕吐，这是应当泻下的症候。泻下后，各种症状减去六七成，呕吐也减半了；再次泻下，腹胀没有了，热也退了，口渴也止住了，以前好几天都睡不着觉，现在也能稍微睡会儿了，唯独呕吐加剧，这是因为瘟疫之毒去掉而各种症状消失，胃仍虚寒而呕吐加剧，用半夏藿香汤一剂，呕吐就止住了。

夺液无汗

【题解】

　　无论是汗是下，都要以津液为基础。如果泻下过多，重伤津液，在经之邪欲汗解而不能，这便是夺液无汗。此时不可强行发汗，只要饮食渐进，可待人体自行恢复，等津液充足了，自然能作战汗。后世医家有用甘寒养胃而得战汗者，也是因为津液足而后能祛邪外出。

　　温疫下后，脉沉，下证未除，再下之，下后脉浮者，法当汗解，三五日不得汗者，其人预亡津液也。

　　时疫得下证，日久失下，日逐下利纯臭水，昼夜十数行，乃致口燥唇干，舌裂如断，医者误按仲景协热下利法①，因与葛根黄连黄芩汤②，服之转剧，邀予诊视，乃热结旁流③，急与大承气一服④，去宿粪甚多，色如败酱，状如粘胶，臭恶异常，是晚利顿止。次日服清燥汤一剂⑤，脉尚沉，再下之，脉始浮，下证减去，肌表仅存微热，此应汗解，虽不得汗，然里邪先尽，中气和平⑥，所以饮食渐进，半月后忽作战汗，表邪方解。盖因下利日久，表里枯燥之极，饮食半月，津液渐回，方可得汗，所谓积流而渠自通也⑦。可见脉浮身热，非汗不解，血燥津枯，非液不汗。昔人以夺血无汗⑧，今以夺液无汗^⑨，血液虽殊，枯燥则一也。

【注释】

①协热下利：指伴随着发热的腹泻。东汉张仲景《伤寒论·辨太阳病脉证并治下第七》："太阳病，外证未除，而数下之，遂协热下利。"

②葛根黄连黄芩汤：《伤寒论·辨太阳病脉证并治中第六》："太阳病，桂枝证，医反下之，利遂不止，脉促者，表未解也；喘而汗出者，葛根黄芩黄连汤主之。"本方为表里双解剂，主治协热下利。其药味组成为：葛根、黄芩、黄连、甘草，常简称葛根芩连汤。

③热结旁流：因粪便坚结于肠中，不能排出，人体水液从粪便旁流下，以致排出臭水。

④大承气：即大承气汤，药味组成为：大黄、芒硝、厚朴、枳实。

⑤清燥汤：即柴胡清燥汤，药味组成为：柴胡、黄芩、陈皮、花粉、知母、甘草。详见"下后间服缓剂"条。

⑥中气：脾胃之气。

⑦积流而渠自通：水流积累到一定程度，水渠自然能够通畅，此处喻指身体里的津液充足，自然可以出汗。

⑧夺血无汗：即失血过多，就不易出汗。出自《黄帝内经·灵枢·营卫生会第十八》："夺血者无汗，夺汗者无血。"

⑨夺液无汗：这是吴又可根据《黄帝内经》中"夺血无汗"之说发明的一个新说法，意谓身体的津液失去过多，汗就不易出。

【译文】

温疫，泻下后，脉沉，应当泻下的症候还没有尽除，再泻下，泻下后，脉浮，应该通过发汗来解除余邪，但三五天后仍不出汗，是因为病人预先失去了太多的津液。

时行瘟疫，应当泻下，但拖延过久没有及时泻下，每天排出臭水，一天一夜拉十几次，以致口燥、嘴唇干，舌头裂得像断了一样，医生误用张仲景《伤寒论》中治疗协热下利证的方法,用葛根芩连汤,服下后病情加重,邀我诊察,我断为热结旁流,赶紧开了大承气汤,一剂后泻下很多宿便,颜色跟腐烂的酱一样,形态像粘胶,恶臭异常,当晚就不泻水了。第二天服用清燥汤一剂,脉还是沉的。再泻下,脉开始变浮,应当泻下的症候也减去了,肌表还残存着一些微热,这应当通过发汗来解除,虽然用汗法并没有让他出汗,但是在里的邪气已经清除了,脾胃之气已经平和了,所以饮食渐渐增加,半个月后,忽然战汗,在体表的邪气才解除。这是因为腹泻过久,体表体内的津液已经干涸到了极点,通过半个月的饮食调理,津液渐渐恢复,才可以出汗。就像水流到了,集聚多了,水渠自然就通了。可见,脉浮,身体发热等症状,不出汗不能解除;津血干枯,不待津液充足是不能出汗的。古人说"血液大伤则不能出汗",这里说"津液大伤则不能出汗",血液和津液虽然不同,但其干燥枯涸的原理是相同的。

补泻兼施

【题解】

补泻兼施,看上去好像是一个稀松平常的治法,但对于温疫而言,用药宜专宏,补就是补,泻就是泻,往往不宜混用。本篇列举了补泻兼施的两种情形:一是实证病危,不泻不足以驱邪,不补不足以救危,于是补泻兼施,背水一战。二是热结旁流之际,泻下不足以去邪,于是稍用补法,以鼓舞胃气,此法甚妙,后世医家也常常用到。

证本应下,耽搁失治,或为缓药羁迟①,火毒壅闭,耗气搏血,精神殆尽,邪火独存,以致循衣摸床,撮空理线②,筋惕肉瞤③,肢体振战,目中不了了④,皆缘应下失下之咎,邪热一毫未除,元神将脱⑤,补之则邪毒愈甚,攻之则几微之气不胜其攻,攻不可,补不可,补泻不及,两无生理⑥。不得已勉用陶氏黄龙汤。此证下亦死，不下亦死，与其坐以待毙，莫如含药而亡，或有回生于万一者。

黄龙汤

大黄　厚朴　枳实　芒硝　人参　地黄　当归

照常煎服。

　　按：前证实为庸医耽搁，及今投剂，补泻不及。然大虚不补，虚何由以回？大实不泻，邪何由以去？勉用参、归、生地以回虚，承气以逐实⑦，此补泻兼施之法也。

【注释】

①羁迟：羁绊，延误了时机。

②循衣摸床，撮空理线：人在病危时，因精气垂绝而产生的无意识动作，用手沿着衣服在床上摸，拇指和食指在空中不断捻动。

③筋惕肉瞤（shùn）：筋脉或肌肉不自主地抽搐跳动。瞤，掣动。

④目中不了了：指目视物昏蒙不清。

⑤元神将脱：指人的精神即将丧失。元神，指人精神层面最根本、最基础的东西。

⑥生理：生存的希望。

⑦逐实：逐除实邪。

【译文】

本应泻下的病症，因为耽搁，失去治疗的时机，或被效力缓慢的药所羁绊，以致火毒壅闭在体内，精血神气消耗殆尽，只剩下邪火，以致循衣摸床，撮空理线，筋脉或肌肉不自主地抽搐跳动，四肢发抖，眼睛视物不清了，这些都是因为应该泻下而未泻下的过错所致，邪热一丁点都没有去除，元神却即将脱去，此时再补，则邪毒加剧，如果攻下，则残存的这点正气也受不了攻下。攻也不行，补也不行，补泻都来不及，两头都没有生存的希望。不得已，可勉强用陶氏黄龙汤。这个病症泻下也是死，不泻下也会死，与其坐着等死，不如喝着药死去，还可能有万分之一的希望活下来。

黄龙汤

大黄　厚朴　枳实　芒硝　人参　地黄　当归

按照常规方法煎服。

　　按，这个病实际上是被庸医耽误了，现在用药，补泻都来不及。但大虚不补，虚损怎么能挽回？实邪太多而不泻下，邪气如何能去掉？勉强用人参、当归、生地挽回虚损，承气汤驱逐实邪，这是补泻兼施的方法。

　　或遇此证，纯用承气，下证稍减，神思稍苏，续得肢体振战，怔忡惊悸①，心内如人将捕之状②，四肢反厥，眩晕郁冒③，项背强直，并前循衣摸床、撮空等证，此皆大虚之候④，将危之证也，急用人参养营汤。虚候少退，速可摒去。盖伤寒温疫俱系客邪⑤，为火热燥证，人参固为益元气之神品，偏于益阳，有助火固邪之弊，当此又非良品也，不得已而用之。

人参养营汤

人参八分　麦冬七分　辽五味一钱　地黄五分　归身八分　白芍药一钱五分　知母七分　陈皮六分　甘草五分

照常煎服。

【注释】

①怔忡：心中躁动不安。惊悸：无故自惊而悸动不宁。

②如人将捕之：《辅行诀脏腑用药法要》："肝病者……虚则目无所见，耳有（无）所闻，心澹澹然如人将捕之。"为肝血失养，以致心

气不足。感觉就像有人要来抓自己。

③郁冒：语出《黄帝内经·素问·至真要大论篇第七十四》："郁冒
　　不知人者，寒热之气乱于上也。"指神志昏冒不清。冒，蒙住，覆盖。

④大虚之候：指有大虚的疾病表现。候，症候，疾病表现。

⑤客邪：自外而来的邪气。

【译文】

　　有人遇到这个病症，只用承气汤，应当泻下的那些症状稍微减轻，神识稍微苏醒，接着出现肢体发抖，心中躁动不安，惊悸不宁，心里总觉得有人要来抓自己，四肢厥冷，眩晕，神识不清，后背和脖子发硬发直，仍有此前的循衣摸床、撮空理线等症状，这都是大虚垂危的症候，赶紧用人参养营汤，但这些大虚的症状稍微退却后，又要赶紧停用此方。因为伤寒和温疫都是外来的邪气所致，是偏火热、偏燥的病症，人参固然是补益元气的神品，但偏于补益阳气，有助火、收敛邪气的弊端，在这种情况下又不是好东西了，只能在不得已的情况下用它。

人参养营汤

人参八分　麦冬七分　辽五味一钱　地黄五分　归身八分　白芍药一钱五分　知母七分　陈皮六分　甘草五分

按常规方法煎服。

　　如人方肉食而病适来，以致停积在胃，用大小承气连下①，惟是臭水、稀粪而已。于承气汤中但加人参一味服之，虽三四十日所停之完谷及完肉于是方下②。盖承气藉人参之力鼓舞胃气，宿物始动也③。

【注释】

①大小承气汤：指大承气汤或小承气汤。因是接连用泻下的方剂，所以有时用大承气汤，有时用小承气汤，根据具体情况而定。

②完谷及完肉：没有消化的谷物和肉食。

③宿物：存留在胃肠里尚未消化的食物。

【译文】

　　如果有人刚吃过肉，然后恰好生病了，以致肉食停积在肠胃，用大承气汤、小承气汤接连泻下，但只能泻出臭水、稀粪而已。在承气汤中只用再加一味人参，服用后，哪怕是积累了三十四天没有消化的谷物和肉食都能泻下。承气汤借助人参的力量，把胃气鼓动起来了，停积的那些未消化的食物才能开始松动。

药烦

【题解】

有一类病人，无论喝什么药都不见效，而且往往还伴随着不适的反应。这种现象在现今临床中依然有，常令医者茫然无措。其实，这是中气不足，脾胃不能运化药物，所以，不管用什么药，都只能是增加脾胃的负担，身体也本能地对药物产生了排斥，药物也就无法发挥补偏救弊、因势利导的作用了。解决这个问题的方法很简单：几片生姜足矣。玄机妙法，道破便是寻常。

　　应下失下，真气亏微，及投承气，下咽少顷，额上汗出，发根燥痒，邪火上炎，手足厥冷，甚则振战心烦，坐卧不安，如狂之状，此中气素亏，不能胜药，名为药烦。凡遇此证，急投姜汤即已。药中多加生姜煎服，则无此状矣。更宜匀两次服，以防呕吐不纳①，三次服亦不妨。

【注释】

①呕吐不纳：呕吐不能接受药物。

【译文】

应当泻下却没有泻下，把人体的真气都消耗得快完了，等再用承气汤的时候，喝下去不一会儿，额头上出汗，头发根干痒，邪火往上窜，手足却发冷，甚至身体颤抖，心烦，坐卧不安，好像发了狂的样子，这是因为病人脾胃之气一向亏虚，受不了任何药，这叫"药烦"。凡是遇到这种病症，赶紧喝姜汤，就解决了。药中多加生姜煎服，也会没有这些现象。还可以分成两次服，以防呕吐不能受纳，分三次喝也不妨。

停药

【题解】

这是比药烦更极端的情形，服药根本无法吸收，其原理与治法仍同药烦，只不过是中气更亏，除了用生姜和胃醒脾，还可以用人参培补。

服承气腹中不行①，或次日方行，或半日仍吐原药。此因病久失下，中气大亏②，不能运药，名为停药，乃天元几绝③，大凶之兆也。宜生姜以和药性，或加人参以助胃气。更有邪实病重剂轻，亦令不行，当审。

【注释】

①行：运行。此指肠胃中的积滞往下走。

②中气：脾胃之气。

③天元：先天元气。指人体的根本。

【译文】

服用承气汤，腹中的东西并不往下走，或到第二天才往下走，或半天后仍然吐出原来的药。这是因为病久了，未能泻下，以致脾胃之气大亏，不能运化药物，这叫"停药"，是先天元气几乎断绝，为非常不好的兆头。

可以用生姜来调和药性，或者加人参来扶助胃气。还有病邪重而用药轻，也会导致大便无法通下，需要认清。

虚烦似狂

【题解】

从本篇起，一连三篇都是讲瘟疫中出现虚证的情形。本篇所论，属于躁证。我们通常讲烦躁、狂躁，其实，烦为心烦，躁为肾躁。烦往往是因为心火、内热，主要表现在情绪上；躁则是因为肾精不足，主要表现在动作上。狂往往为实证，语言激烈，动作有力；躁则往往为虚证，其动作无力少神，很多都是无意识的。但在临床上，我们很难把烦和躁、狂和躁明确区分开来，因为它们往往混杂在一起。所以，吴又可宁可不从概念上做区分，而是笼统地用"烦"来总括这些现象，然后分出虚实。所以，躁就是虚烦。虽说瘟疫有里证则多用下法，但遇到这种虚烦证，泻下仍须慎之又慎。

时疫坐卧不安，手足不定，卧未稳则起坐，才著座即乱走，才抽身又欲卧，无有宁刻。或循衣摸床，撮空捻指①。师至才诊脉，将手缩去。六脉不甚显，尺脉不至，此平时斫丧②，根源亏损，因不胜其邪，元气不能主持③，故烦躁不宁，固非狂证，其危有甚于狂也，法当大补。然有急下者，或下后厥回，尺脉至，烦躁少定。此因邪气少退，正气暂复，微阳少伸也。不二时，邪气复聚，前证复起，勿以前下得效，今再下之，下之速死，急宜峻补④，补不及者死。此证表里无大热，下证不备者，庶几可生⑤，譬如城郭空虚，虽残寇而能直入，战不可，守不可，其危可知。

【注释】

①撮空捻指:手指在空中撮起并捻动,即前文"撮空理线"。

②斫(zhuó)丧:指因沉溺酒色以致伤害身体。

③主持:起主导、掌管作用。

④峻补:迅速用大剂量的补药。

⑤庶几:此指于众人中没有几个,指极少数人。

【译文】

时行瘟疫出现坐卧不安,手脚不定,刚躺下又要坐起来,刚坐下就起来乱走,才抽身站起来又想躺下,没有一刻安宁。甚至两手不自觉地抚摸衣被或床边、手指在空中撮起并捻动。医生来了,刚搭上脉,病人便把手缩回去。六部脉都不太明显,尺脉很难摸到,这是因为平时沉迷酒色而伤身,身体的根源亏损了,因而不能战胜邪气,元气不能起主导作用,所以烦躁不得安宁,即使不是狂证,但其危险性可能更甚于狂证,当以峻补为治疗大法。当然也有可以迅速泻下的,可能泻下后厥逆退退,阳气回复,尺脉显现,烦躁症状稍微安定。这是因为邪气稍微退去了一些,正气暂时恢复,微弱的阳气得以伸展。但不到两个时辰,邪气再次聚集,之前的症状又起来了,不要因为之前用泻下的方法有效,现在就再用泻下,泻下就很快会死,需要迅速用峻补的方法,补得不及时或不到位也会死。这个病证,如果在表或在里都没有大热,也不具备应当泻下的症状,很少有能活下来的,就像城郭空虚,即使是残余的敌寇也可以直接侵入,既不能与之争斗,也守不住,危险可想而知。

神虚谵语

【题解】

关于病中的言语异常现象,东汉张仲景《伤寒论·辨阳明病脉证并治第八》有郑声、谵语之分:"夫实则谵语,虚则郑声。郑声者,重语也。"

成无己注:"谵语由邪气盛而神识昏也,郑声由精气夺而声不全也。"清代张锡驹《伤寒直解》有说:"实则谵语者,阳明燥热甚而神昏气乱,故不避亲疏,妄言骂詈也;虚则郑声者,神气虚而不能自主,故声音不正而语言重复,即《素问》所谓言而微,终日乃复言者是也。"但在临床中,郑声、谵语之分也没有如此泾渭分明。所以,吴又可并未沿用这两个概念,而是只取其中的"谵语",然后做虚实的区分。本篇所论的神虚谵语,实际上是郑声。中国传统医学所用的概念,是不统一的,这一点在阅读古医书时一定要注意。

　　应下稽迟①,血竭气耗,内热烦渴谵语,诸下证具,而数下之,渴热并减,下证悉去,五六日后,谵语不止者,不可以为实,此邪气去,元神未复,宜清燥养荣汤②,加辰砂一钱。郑声谵语③,态度无二④,但有虚实之分,不应另立名色⑤。

【注释】

①稽(jī)迟:拖延,延迟。

②清燥养荣汤:药味组成为:知母、天花粉、当归身、白芍、地黄汁、陈皮、灯心、甘草。详见本书"解后宜养阴忌投参术"条。

③郑声:指语言重复,语声低弱,多因心气虚、精神散乱所致。

④态度无二:指表现形式没有两样。态,形态。度,程度。

⑤名色:名目,名称。

【译文】

本应泻下的病证,因没有泻下而延误,血液枯竭,正气耗散,内生火热,烦躁口渴,神昏乱语,各种泻下证的体征都具备,进而多次泻下,发热和口渴都减轻了,应当泻下的那些症状也都没有了。五六天后,神昏乱语不止,不要认为这是实证,这时候邪气走了,元神没有恢复,宜用清燥养荣汤,加辰砂一钱。郑声和谵语,在形态和程度上没有明显区别,只有虚实的不同,不应该另外设立名称。

夺气不语

【题解】

虚烦似狂,其虚在精;神虚谵语,其虚在神;夺气不语,其虚在气。这三篇,从精、气、神三个方面概括了时行瘟疫中产生的虚证。虚者补之,固然是治病的正法;但病后正气自然能恢复,也可以等待。这也正体现了中国医学治病的方法,重视人体的自愈能力,尊重人体的自然过程。

时疫下后,气血俱虚,神思不清,惟向里床睡①,似寐非寐,似寤非寤,呼之不应,此正气夺,与其服药不当,莫如静守虚回②,而神思自清,语言渐朗。若攻之,脉必反数,四肢渐厥,此虚虚之祸③,危在旦夕。凡见此证,表里无大热者,宜人参养荣汤补之④。能食者,自然虚回,而前证自除;设不食者,正气愈夺,虚证转加,法当峻补。

【注释】

①向里床睡:面朝床的里侧而卧。

②静守虚回:安静内守,正气慢慢回转。

③虚虚之祸:指在病人正气虚的情况下,仍用泻下等方法,使人更加亏虚,从而导致祸害。

④人参养荣汤:即"人参养营汤",由人参、麦冬、辽五味、地黄、归身、白芍药、知母、陈皮、甘草组成。详见本书"补泻兼施"条。

【译文】

时行瘟疫用泻下法后,气和血都虚弱了,神志思维不清晰,只喜欢面朝床里侧而卧,像睡着又没睡着,像醒着又不清醒,喊他又不答应,这是因为正气丧失，与其不恰当地服用药物，还不如安心静守，等正气慢慢恢复，神识就会自然清醒，说话也渐渐明朗。如果用攻下的方法，脉象必然反而变数，四肢渐渐厥逆，这是虚证用攻法的结果，危险就在眼前。大凡见到这类病症，如果表里都没有大热，宜用人参养荣汤来补。能吃得下饭的人，正气自然慢慢恢复，前面的病证也自然去除；如果遇到不能正常饮食的，正气更加损耗，虚证迅速加重，治法上应该大补特补。

老少异治

【题解】

在区分虚实的过程中，年龄也是一个重要的参考因素。老人易虚，少年易实；老人慎用泻法，少年慎用补法。在同一个疾病面前，老年人与少年人的表现完全不一样。选方用药，是补是泻，大有可斟酌之处，岂可生搬硬套？都说治病要因人而异，吴又可将其落到了实处。

三春旱草，得雨即荣；残腊枯枝，虽灌弗泽。凡年高之人，最忌剥削①。设投承气，以一当十；设用参术，十不抵一。盖老年荣卫枯涩，几微之元气易耗而难复也。不比少年气血生机甚捷，其势浡然②，但得邪气一除，正气随复。所以老年慎泻，少年慎补，何况误用耶？万有年高禀厚③，年少赋薄者，又当从权④，勿以常论。

【注释】

①剥削：此处指用对人体有巨大损耗的药来治病。
②浡（bó）然：兴起的样子。形容事物由始生而迅速发展起来。此处指身体的状态变得生机蓬勃。

③禀厚:禀赋厚实,身体素质好。

④从权:指根据具体情况,临时变通。权,权宜,变通。

【译文】

三春季节,干旱枯死的草木,遇到雨水马上繁茂起来;残冬腊月的枯枝,即使浇灌再多的水也不会重新润泽。大凡年岁高的人,最忌讳用对人体损耗过大的药剂。如果用承气汤类方剂,一剂药产生的泻下作用抵得上普通人用十剂;如果用人参、黄芪类补药,十剂药产生的补益作用也抵不上普通人用一剂。这是因为老年人气血干枯涩滞,少量虚弱的元气容易耗散而难于恢复。比不得年少之人,气血作用敏捷,身体生机蓬勃,只要邪气一去除,正气就随之恢复。所以,对老年人需慎用泻法,年轻人则要慎用补法,更何况误用呢?当然,万一之中,也会有老人禀赋厚实,年轻人禀赋薄弱的,又应当具体权衡,不要一概而论。

妄投破气药论

【题解】

从本篇开始,一连三篇,都是在纠正当时医生在治疗温疫的过程中用药的一些误区。疫邪阻闭气机,往往导致胸腹痞满胀闷,有的医者便纯用理气破气之药,不敢泻下以驱邪。这是见症治症,不知求其根本,如此则邪气未去,而正气又被耗散,往往伤人。

温疫心下胀满①,邪在里也,若纯用青皮、枳实、槟榔诸香燥破气之品,冀其宽胀②,此大谬也。不知内壅气闭,原有主客之分,假令根于七情郁怒③,肝气上升,饮食过度,胃气填实,本无外来邪毒客气相干④,止不过自身之气壅滞,投木香、砂仁、豆蔻、枳壳之类,上升者即降,气闭者即通,无不立效。今疫毒之气,传于胸胃,以致升降之气不利,因而胀满,实为客邪累及本气⑤,但得客气一除,本气自然升降,胀满立消,若专用破气之剂,但既破正气,毒邪何自而泄? 胀满何由而消? 治法非用小承气弗愈。

【注释】

①心下:此指膈下胃脘的部位。

②宽胀:即消胀,使胀满得以宽松。

③七情:喜、怒、忧、思、悲、恐、惊等七种情志表现。

④客气:从外界入侵人体的邪气。

⑤本气:指人体自身的气,与"客气"相对。

【译文】

温疫出现胃脘部胀满,是邪气在里,如果纯用青皮、枳实、槟榔等一类芳香燥烈破气的药,希望宽解胀满,这就大错特错了。这是不知道气机闭塞,体内内壅,其实是有主客的区别的。如果根本原因在情志郁滞,肝气向上升,饮食过量,胃气充盈,本来没有从外界而来的邪毒之气侵扰,只不过是自身的气机壅滞,用木香、砂仁、豆蔻、枳壳之类的药,向上升的气机就会下降,闭住的气机就会畅通,没有不见效的。现在是疫邪毒气传入胸中、胃腑,导致气机升降不利,从而形成胀满,实际上是外来的邪气影响到身体的本气,只要外来邪气走了,身体的正气自然正常升降,胀满立即消失。如果只用破气的药,只是伤了正气,邪气又从哪里泄呢? 胀满又从哪里消呢? 治法上,非用小承气汤不能治好。

既而肠胃燥结,下既不通,中气郁滞①,上焦之气不能下降②,因而充积,即膜原或有未尽之邪,亦无前进之路,于是表里上中下三焦皆阻,故为痞满燥实之证③。得大承气一行,所谓一窍通,诸窍皆通,大关通而百关尽通也④。向所郁于肠胃之邪,由此而下,肠胃既舒,在膜原设有所传不尽之余邪,方能到胃,乘势而下也,譬若河道阻塞,前舟既行,余舟连尾而下矣。至是邪结并去,胀满顿除,皆藉大黄之力。大黄本非破气药,以其润而最降⑤,故能逐邪拔毒,破结导滞,加以枳、朴者,不无佐使云尔⑥。若纯用破气之品,津液愈耗,热结愈固,滞气无门而出,疫毒无路而泄,乃望其宽胸利膈,惑之甚矣。

【注释】

①中气:中焦之气,即脾胃之气。

②上焦之气:在此指肺气。

③痞:清气不升,浊气不降,阴阳不能交通,谓之痞。满:胀满。燥实:大便不通,燥结于里。

④大关通而百关尽通:大便一通,则身体所有关窍都通了。关,关窍,即身体的孔窍。大关,指肛门。

⑤以其润而最降:大黄味辛苦,辛能润,苦能降,加之其中多汁液,所以润而最降。

⑥佐使:佐药和使药。在中医方药配伍中,佐药起帮助和监督主药的作用,使药起引导诸药到达病处的作用。佐,辅佐,反佐。使,引导。

【译文】

如果没有及时用小承气汤,继而出现胃肠燥结,下面肠道不能畅通,中焦气机又都闭阻滞,上焦的肺气也不能下降,进而充盈堆积,加之膜原可能残存的邪气,也没有通道可以前行,于是表和里以及上、中、下三焦都出现拥堵,所以有痞闷、胀满、肠道燥结等实证。用大承气汤一通下,这就是经常说的一窍通诸窍通,只要大便这一关通了,身体其他大小的孔窍都能通。之前郁滞于肠胃的邪气，也由此下行。肠胃之气既然舒展开了，在膜原如果有传变不尽的残余邪气，才能到肠胃，乘势往下排，就像阻塞的河道，前面的船走了，后面的船也会顺着下去。到这时，积滞及邪气都去掉了，胀闷马上消除，都是靠着大黄的力量。大黄本来不是破气的药，但因其辛润苦降，所以能逐除邪毒，破除结邪，通导郁滞，再加上枳实、厚朴，也不能说没有起到辅助和引导的作用。但如果纯粹用去邪破气的药，则更加耗伤津液，邪热内结得更加厉害，壅滞的气没有出去的通道，疫毒没有外泄的出口，还指望这些药宽胸利膈，真是糊涂啊！

妄投补剂论

【题解】

见虚即补，不问虚从何来，也是庸医治疗时常见的弊病。尤其是瘟疫这类疾病，邪从外来，总以实证为主，只要有一丝邪气未尽，便要慎用补法。当然，补法也不是绝对禁用。可参照"解后宜养阴忌投参术""用参宜忌有前利后害之不同""补泻兼施"等条。

有邪不除，淹缠日久，必至尪羸①。庸医望之，辄用补剂②，殊不知无邪不病，邪去，而正气得通，何患乎虚之不复也？今投补剂，邪气益固，正气日郁③，转郁转热，转热转瘦，转瘦转补，转补转郁，循环不已，乃至骨立而毙④，犹言服参几许，补之不及，天数也⑤。病家止误一人，医者终身不悟，不知杀人无算⑥。

【注释】

①尪羸（wāng léi）：瘦弱。

②补剂：补益类方剂或药物。

③正气日郁：由于用补不当，气机不利，人体正气日渐郁遏。

④骨立：极其消瘦，如同立着的骨架。

⑤天数：指上天决定的东西，命运的安排，不以人的意志而改变。

⑥无算：多到无法计算。形容数目多。

【译义】

体内有邪气没有及时去除，迁延日久，必然引起身体的瘦弱。庸医看到这种情况，动不动就用补益类方剂，却不知道没有邪气就不会生病，邪气去，正气自然通畅，哪用担心正气虚不能恢复呢？现在用补法，使邪气更加顽固，正气日渐郁滞，郁滞又会慢慢生热，热盛又会使人消瘦，看到瘦了又不断地补，越补越郁滞，往复循环不止，最终使人消瘦至极而死，还说吃了多少人参都没有补过来，都是天数。病人的这种错误观念，只误他一个人；而医生一辈子都没有领悟到这一点，就不知道要杀多少人了。

妄投寒凉药论

【题解】

时行瘟疫，往往有许多热象。当时医者，往往见热治热，用大剂寒凉。但令他们大感不解的是，越用寒凉药，热象越重，症状越多。其实，这是因为他们没有探明热的根源，不逐邪而只清热。寒凉之品阻滞气机，使邪气更无出路；尤其是苦燥之品，更能伤阴，阴伤则火盛。

疫邪结于膜原，与卫气并①，因而昼夜发热，五更稍减②，日晡益甚③，此与瘅疟相类④。瘅疟热短，过时如失，明日至期复热。今温疫热长，十二时中首尾相接，寅卯之间，乃其热之首尾也。即二时余焰不清，似乎日夜发热。且其始也，邪结膜原，气并为热，胃本无病，误用寒凉，妄伐生气⑤，此其误者一。

【注释】

①并：交并，互相影响。此指疫邪随着卫气出入。

②五更：古代中国将黄昏至拂晓一夜时间分为平均五个关键时间节点，称为五更。此指第五更。即天将明，寅正四刻，又称平旦。

③日晡（bū）：指申时，即下午三点至五点。

④瘅（dān）疟：只有热象而没有寒象的疟疾。瘅，热症，湿热症。此指热气盛。

⑤妄伐生气：因误用寒凉而克伐胃的生生之气。伐，败坏，危害。

【译文】

疫毒邪气结于膜原，与卫气相交并，所以白天黑夜都发热，五更天快亮的时候稍微减轻，下午更重，这与瘅疟相类似。瘅疟发热时间短，过了一定的时段自然没有，第二天定时又发热。现在温疫发热时间长，十二个时辰中首尾连接，寅时和卯时这段时间，就是发热的开端和结尾。即使是这两个时辰余热也没有全清，看上去就像白天晚上都在发热。而且，刚开始，邪气结在膜原，卫气与之相交并而化热，胃肠本来没有问题，误用寒凉药，克伐了胃的生生之气，这是其中的错误之一。

及邪传胃，烦渴口燥，舌干苔刺，气喷如火，心腹痞满，午后潮热①，此应下之证。若用大剂芩、连、栀、柏，专务清热，竟不知热不能自成其热，皆由邪在胃家，阻碍正气，郁而不通，火亦留止，积火成热，但知火与热，不知因邪而为火热，智者必投承气②，逐去其邪，气行火泄，而热自已。若概用寒凉，何异扬汤止沸③？每见今医好用黄连解毒汤、黄连泻心汤④，盖本《素问》"热淫所胜，治以寒凉"⑤，以为圣人之言必不我欺⑥，况热病用寒药，最是捷径，又何疑乎？每遇热甚，反指大黄能泻而损元气，黄连清热且不伤元气，更无下泄之患，且得病家无有疑虑，守此以为良法。由是凡遇热证，大剂与之，二三钱不已，增至四五钱，热又不已，昼夜连进，其病转剧，至此技穷力竭，反谓事理当然。

【注释】

①潮热：有规律地发热，每天一次，像潮水一样准时，往往发于午后到日暮时分。

②承气：即承气汤，指大承气汤、小承气汤或调胃承气汤，根据具体情况选用。

③扬汤止沸：把锅里的开水舀起来往上扬，企图止住其沸腾。

④黄连解毒：见东晋葛洪《肘后备急方》。药味组成：黄芩、黄连、黄柏、栀子。黄连泻心汤：即内含黄连的泻心汤类方剂，在这里是一个统称，不对应固定方剂。

⑤热淫所胜，治以寒凉：热邪过多，就用寒凉药来治疗。《黄帝内经·素问·至真要大论篇第七十四》："热者寒之。"又云："热淫所胜，平以咸寒，佐以苦甘，以酸收之。"

⑥必不我欺：必然不会骗我。我欺，即"欺我"。

【译文】

等到邪气传到肠胃，烦躁，口渴，舌苔发干，舌面有芒刺，呼吸像喷火一样。心下腹部痞塞胀满，午后定时发热，这是应该泻下的病证，如果用大剂量的黄芩、黄连、栀子、黄柏，专注于清热，却不知道热不能平白无故地产生，都是由于邪气在胃肠，阻碍了正气的运行，气郁滞不通畅，火也会停留在那里，火郁积久了就成了热。只知道火和热，不知道是因为邪气而导致的火和热，明眼人必然会用承气汤类方剂，逐去邪气，气行开了火自然能泻掉，热也自然解除。如果一概用寒凉药，跟扬汤止沸有什么区别呢？每每看到现在的医生喜欢用黄连解毒汤、黄连泻心汤，大概是根据《素问》"热淫所胜，治以寒凉"的理论，认为圣人的话一定不会骗我们，何况热病用寒凉药，是最直接的，又有什么疑问呢？每当遇到热证很重时，反而指责大黄会因泻下而损伤元气，黄连清热但不伤元气，更没有泻下的隐患，而且患者不会有顾虑，守着这种观念，认为是好方法。于是凡是遇到热证，大剂量的使用，二三钱不能好，就增加到四五钱，热象还是不退，日夜不断地用，可是疾病还是变重，到此时没有其他的办法，反而认为事情的道理就是这样。

又见有等日久，腹皮贴背①，乃调胃承气证也②，况无痞满，益不敢议承气，唯类聚寒凉，专务清热，又思寒凉之最者莫如黄连，因而再倍之，日近危笃，有邪不除，耽误至死，犹言服黄连至几两，热不能清，非药之不到，或言不治之证，或言病者之数也③。他日凡遇此证，每每如是，虽父母妻子，不过以此法毒之。盖不知黄连苦而性滞、寒而气燥，与大黄均为寒药，大黄走而不守④，黄连守而不走。一燥一润，一通一塞，相去甚远。且疫邪首尾以通行为治，若用黄连，反招闭塞之害，邪毒何由以泄？病根何由以拔？既不知病原，焉能以愈疾耶？

【注释】

①腹皮贴背：腹部的皮肉贴着背部，形容腹部空虚、消瘦。

②调胃承气证：即适合使用调胃承气汤的病证。调胃承气汤药味组成为：大黄、芒硝、甘草。

③数：天数，命数。此指不可改变。

④走而不守：善于走窜通行而不善于固守，与下文"守而不走"意义相反。

【译文】

又遇到有这类病的时间久了，人很消瘦，肚皮都快贴后背了，这是调胃承气汤证,但因为没有痞闷胀满,很多医家更不敢用承气汤,只有用很多寒凉类药,专注于清热,又想着寒凉药中最厉害的不过黄连,因此加倍使用,病证日渐加重,邪气不能去除,一直把病人耽误到死,还说服用了几两黄连都没有把热清下去,并不是药没有用到位,而是病没法治,或者说是病人的命数。以后遇到这种病证,每次依然如此,哪怕是自己的父母、妻子、儿女,也不过是用这个方法来毒害他们。因为不知道黄连味苦,性质呆滞,性寒凉,气燥,它与大黄都是寒凉药,但大黄是善于通行而不会守着不动,黄连则相反,善于固守而不善通行。一个燥一个润,一个善于通达一个容易闭塞,二者区别很大。而且疫邪始终都适合通行,如果用黄连,反而容易闭塞,邪毒怎么有出路呢?病根又怎么拔去呢?既然不了解疾病的本源,又怎么能治愈疾病呢?

问曰:间有进黄连而得效者,何也?

曰:其人正气素胜,又因所受之邪本微,此不药自愈之证,医者误投温补,转补转郁,转郁转热,此以三分客热①,转加七分本热也②。客热者,因客邪所郁,正分之热也③,此非黄连可愈;本热者,因误投温补,正气转郁,反致热极,故续加烦渴、不眠、谵语等证,此非正分之热,乃庸医添造分外之热也。因投黄连,于是烦渴、不眠、谵语等证顿去。要之,黄连但可清去七分无邪本热,又因热减而正气即回,所存三分有邪客热,气行即已。医者不解,遂以为黄连得效,他日藉此概治客热,则无效矣。必以昔效而今不效,疑其病原本重,非药之不到也,执迷不悟,所害更不可胜计矣。

【注释】

①客热:因外感邪气所致的热。

②本热：误用温补而生的热。

③正分之热：即分内之热，指因病邪而产生的热，不是人为造成的。

【译文】

有人问：偶尔也有些人服用黄连有效，是怎么回事？

我说：病人正气向来充足，所感染的病邪也比较微弱，这本来就是不治疗都能自愈的病，医家误用了温补的药，越补越堵，越堵又会越热，这是三成外感邪气形成的热，再加上七成误用温补而形成的热。所谓客热，就是外感邪气郁滞，是分内的热，这不是黄连可以治的；而本热，是因为误用温补，正气被郁滞导致的大热，所以继而出现烦渴、失眠、说胡话等症状，这不是分内的热，而是庸医添的乱，是分外之热。所以用黄连后，烦渴、失眠、说胡话等症状很快退去。总之，黄连仅仅可以清去那七成不是外邪引起的本热，所以热象减，正气慢慢恢复，留下的三分邪气引起的热，气机通畅就可以战胜病邪而病愈。很多医家不能理解，于是认为黄连有效，以后一概用这种方式治邪气所客而形成的热，就没有效果了。又认为以前有效而现在无效，怀疑是疾病本来太重，并不是用药不对，执迷不悟，误治的人也不可胜数。

问曰：间有未经温补之误，进黄连而疾愈者，何也？

曰：凡元气胜病为易治①，病胜元气为难治。元气胜病者，虽误治，未必皆死；病胜元气者，稍误未有不死者。此因其人元气素胜，所感之邪本微，是以正气有余，足以胜病也。虽少与黄连，不能抑郁正气②，此为小逆③，以正气犹胜而疾幸愈也。医者不解，窃自邀功，他日设遇邪气胜者，非导邪不能瘳其疾，误投黄连，反招闭塞之害，未有不危者。

【注释】

①元气胜病：人体的正气强于病邪之气。元气，此指人体正气。胜，

胜过,强于。病,此指病邪。

②抑郁正气:此指用寒凉药,损伤阳气,阻遏气机,阻碍了人体正常
　生理机能。

③小逆:这里指治病过程中小小的倒行逆施。

【译文】

有人问:偶尔也有人并没有误用温补,而是直接服用黄连而病愈的,
这是什么原因?

我说:大凡元气强于病邪,病就好治;病邪强于元气,病就难治。元
气强于病邪,即使治错了,也未必都会死;而病邪强于元气,稍微治得不
对,没有不被治死的。你说的这种情况,是因为这个病人元气素来充足,
所感染的邪气又比较轻微,是正气有余,足以战胜病邪。即使少量服用
了些黄连,也不会抑郁正气,这只是治病过程中一个小小的倒行逆施,正
气足够,所以病也能侥幸痊愈。很多医家不明白,认为是自己的功劳,以
后哪天如果遇到邪气更盛,必须把邪气通导下去才能治愈疾病,误用黄
连,就反而导致气机闭塞了,没有不出危险的。

大便

【题解】

大便是邪气入里后的一个重要出路,其形态如何,通畅与否,不可忽
略。本篇是对温疫治疗过程中及痊愈后大便情况的一个总结。其所论
协热下利,与东汉张仲景《伤寒论》略有不同,《伤寒论》中的协热下利,
是有表邪而误下,以致表邪下陷,所以用葛根芩连汤清其邪热,升其清
气;而此处的协热下利,则是阳明邪盛所致,所以用小承气汤,涤荡其邪。
所论大肠闭结,症状仍与热结旁流相似,只是大便始终不干结。至于愈
后,大便或秘或泻或腹痛,无非阴虚、阳虚与气滞而已。

热结旁流①,协热下利②,大便闭结,大肠胶闭③,总之邪

在里，其证不同者，在乎通塞之间耳。

【注释】

①热结旁流：因为肠中有粪坚结不能下行，稀便和水液从旁另辟通
道泻出。

②协热下利：表热入里而致泄泻。

③大肠胶闭：大肠被溏粪胶粘而产生的粪便闭塞。

【译文】

热结旁流、协热下利、大便闭结、大肠胶闭，总之都是有邪在里，其症
状之所以不同，只不过是通畅与闭塞的程度和方式不一样罢了。

协热下利者，其人大便素不调，邪气忽乘于胃①，便作烦渴，一如平时泄泻稀粪而色不败，其色但焦黄而已。此伏邪传里，不能稽留于胃，至午后潮热，便作泄泻，子后热退，泄泻亦减。次日不作潮热，利亦止，为病愈。潮热未除，利不止者，宜小承气汤，以彻其余邪，而利自止。

利止二三日后，午后忽加烦渴，潮热下泄，仍如前证，此伏邪未尽，复传到胃也，治法同前。

【注释】

①乘：以强有力之势侵入。

【译文】

出现协热下利这种情况的人，平素大便不调，邪气忽然进入肠胃，就
出现心烦口渴，就像平时一样，泻下稀粪，颜色不变，只是有些焦黄罢了。
这是潜伏的邪气往里传，不能在胃中停留，于是每天到了午后就开始发
热，同时腹泻，半夜之后热退，腹泻也随着减轻。第二天午后如果不再准

时发热，腹泻也止住了，便是病愈。如果午后仍然发热，腹泻仍不止，宜用小承气汤，以清除其剩余的邪气，腹泻自然能止住。

腹泻止住两三天后，午后忽然心烦口渴加剧，又出现午后发热、腹泻，症状仍如原来一样，这是伏邪没有除尽，又传到胃了，治法跟前面一样。

大便闭结者，疫邪传里，内热壅郁，宿粪不行①，蒸而为结，渐至黑硬。下之，结粪一行，瘀热自除，诸证悉去。

【注释】

①宿粪不行：停积在里的粪便不能畅通地下行。

【译文】

大便闭结，是因为瘟疫之邪往里传入肠胃，内热壅滞郁闭，停积在里的粪便不能通畅地往下走，被邪热所蒸，变得干结了，渐渐发黑发硬。只要用泻下的方法，干结的粪便一解下来，瘀热自然清除，各种症状都没有了。

热结旁流者，以胃家实①，内热壅闭，先大便闭结，续得下利纯臭水，全然无粪，日三四度②，或十数度，宜大承气汤，得结粪而利立止。服汤不得结粪，仍下利纯臭水并所进汤药，因大肠邪胜，失其传送之职③，知邪犹在也，病必不减，宜更下之。

【注释】

①胃家实：即胃、大肠、小肠中有实邪。东汉张仲景《伤寒论·辨阳明病脉证并治第八》："阳明之为病，胃家实是也。"胃家，是胃与大、小肠的统称。

②日三四度：每天三四次。

③传送之职：指大肠传导、通下的职能。《黄帝内经·素问·灵兰秘典论篇第八》"大肠者，传道之官，变化出焉。"

【译文】

热结旁流，是因为胃、大小肠中有实邪，邪热壅闭于内，大便先闭结，接着泻下纯臭水，完全没有粪便，一天三四次，或十几次，宜用大承气汤，把结在体内的粪便解出来，下利立即就止住了。服下大承气汤后，如果没有泻下结在里面的粪便，仍然拉出臭水，甚至拉出所喝进去的汤药，这是因为大肠邪气太盛，失去了传导输送的职能，因此知道邪气仍在，病必然不会减退，可以继续泻下。

大肠胶闭者，其人平素大便不实①，设遇疫邪传里，但蒸作极臭之物，如粘胶然，至死不结，但愈蒸愈闭，以致胃气不能下行，疫毒无路而出，不下即死，但得粘胶一去，下证自除，霍然而愈。

【注释】

①大便不实：即大便偏稀，不成形。脾虚湿盛者其大便往往如此。

【译文】

大肠胶闭，病人往往平时大便就不成形，如果遇到瘟疫之邪传里，只会被邪热蒸成非常臭的东西，像粘胶一样，到死都不会结成硬的，只是越被邪热所蒸，大肠越闭结，以至于胃气不能下行，瘟疫之毒没有出路。这种情况，不泻下就会死。只要粘胶样的粪便一去掉，应当泻下的那些症状自然消除，病马上就好。

温疫愈后三五日，或数日，反腹痛里急者①，非前病原也②，此下焦别有伏邪所发，欲作滞下也③。发于气分则为白积^④；发于血分则为红积^⑤；气血俱病，红白相兼。邪尽利止，未止者，宜芍药汤^⑥。

【注释】

①里急：腹中拘急疼痛。

②前病原：之前的致病因素。

③滞下：即痢疾。滞下是痢疾的古称。

④白积：即痢疾解下白色脓冻状物，病多发于气分。

⑤红积：即痢疾解下红色脓血，病多发于血分。

⑥芍药汤：为治痢疾常用方，本书中芍药汤药味组成为：白芍、槟榔、厚朴、甘草。详见"战汗"条。

【译文】

温疫病愈后三五天，或者更多天，反而出现腹中拘急疼痛，这就不是原来的病因了，而是下焦另有潜伏的邪气往外发，要形成痢疾。邪气发于气分的，解下白色脓冻状物；邪气发于血分，则解下红色脓血；如果解出物中红白兼有，则是气分和血分都受病了。邪气全拉出来，痢疾就止住了，如果没有止住，宜用芍药汤。

　　愈后大便数日不行，别无他证，此足三阴不足^①，以致大肠虚燥^②，此不可攻，饮食渐加，津液流通，自能润下也。觉谷道夯闷^③，宜作蜜煎导^④，甚则宜六成汤^⑤。

　　病愈后，脉迟细而弱，每至黎明，或夜半后，便作泄泻，此命门真阳不足^⑥，宜七成汤^⑦。或亦有杂证属实者，宜大黄丸，下之立愈^⑧。

六成汤

当归一钱五分　白芍药一钱　地黄五钱　天门冬一

钱　肉苁蓉三钱　麦门冬一钱

照常煎服。日后更燥者，宜六味丸，少减泽泻。

七成汤

破故纸炒香捶碎，三钱　熟附子一钱　辽五味八分　白茯苓一钱　人参一钱　甘草炙，五分

照常煎服。愈后更发者，宜八味丸，倍加附子。

【注释】

①足三阴不足：即肝、脾、肾亏虚。足三阴，即足太阴、足少阴、足厥阴，主要对应脾、肾、肝。

②大肠虚燥：大肠津液亏虚引起的燥结。

③谷道：直肠到肛门的一部分。夯（hāng）冈：胀满感。

④蜜煎导：用蜂蜜适量，在锅内熬煎浓缩，趁热取出，捻成如小指样二寸长的栓子，塞入肛门内。适用于病后或老年、新产，因肠胃津液不足，大便秘结，体虚不任攻下者。

⑤六成汤：根据"河图"，天一生水，地六成之。六为水的成数，所以吴又可在这里把这个养阴滋水方剂命名为六成汤。

⑥命门：关于命门，历代说法颇多。《难经·三十六难》："肾两者，非皆肾也。其左者为肾，右者为命门。"明代虞抟认为："两肾总号为命门。"后又有人认为命门是指两肾之间所藏的真气，是肾阳的源头。

⑦七成汤：根据"河图"，地二生火，天七成之。七为火的成数，所以吴又可在这里把这个补火培土的方剂命名为七成汤。

⑧或亦有杂证属实者，宜大黄丸，下之立愈：这几句立论草率，意义模糊，且与上文不相续接，疑为衍文，或为批注误入正文。大黄丸方，版本甚多，在此所指不确。

【译文】

温疫痊愈后，大便好几天不解，没有其他症状，是肝脾肾亏虚，以致大肠津液不足，大便燥结，这种情况不可攻下，可等饮食渐渐恢复，津液流通，大便自然能够得到滋润，从而解下来。如果觉得肛门胀闷，可以用蜜煎导法，导下大便，甚则可以用六成汤。病愈后，如果脉迟细而弱，每到黎明，或夜半后，便出现腹泻，这是命门火衰，肾阳不足，宜用七成汤。可能也有一些杂病会出现这样属实证的情况，宜用大黄丸泻下，马上就会痊愈。

六成汤

当归一钱五分　白芍药一钱　地黄五钱　天门冬一钱　肉苁蓉三钱
麦门冬一钱

按照常规方法煎服。以后如果大便还燥结，宜用六味地黄丸，稍微减掉一些泽泻。

七成汤

破故纸炒香，捣碎，三钱　熟附子一钱　辽五味八分　白茯苓一钱　人参一钱　炙甘草五分

按照常规方法煎服。愈后又复发的，宜用八味地黄丸，附子用量加倍。

小便

【题解】

小便源于膀胱气化，温疫中，膀胱的病变来自肠胃之邪的影响。因此，仍当以去肠胃之邪为主。篇中分"热到膀胱"与"邪到膀胱"，其实热也是邪，邪也是以热为主，之所以如此区分，不过表明膀胱受病的深浅而已。受病浅者，但治其邪之源头；受病深者，方可源流并治，切不可忽略源头。

热到膀胱，小便赤色。邪到膀胱，干于气分^①，小便胶

涩②；干于血分，溺血蓄血③；留邪欲出，小便急数；膀胱不约④，小便自遗；膀胱热结，小便闭塞。

【注释】

①干（gān）于气分：干扰到气的层面。干，冒犯。

②小便胶涩：小便滞涩不畅。

③溺血：即尿血。蓄血：膀胱瘀血内蓄。

④膀胱不约：膀胱不能约束，即小便失禁。

【译文】

热影响到膀胱，小便就会发红。邪气传到膀胱，影响气分，则小便滞涩不畅；影响血分，则出现尿血或膀胱蓄血。邪气想要出去，则尿急尿频；膀胱失去约束的作用，则小便失禁；热结在膀胱，则小便闭塞不通。

热到膀胱者，其邪在胃，胃热灼于下焦，在膀胱但有热而无邪，惟令小便赤色而已，其治在胃。

邪到膀胱者，乃疫邪分布下焦，膀胱实有之邪，不一于热也①，从胃家来，治在胃，兼治膀胱。若纯治膀胱，胃气乘势拥入膀胱②，非其治也③。若肠胃无邪，独小便急数，或白膏如马遗④，其治在膀胱，宜猪苓汤。

猪苓汤　邪干气分者宜之。

猪苓二钱　泽泻一钱　滑石五钱　甘草八分　木通一钱　车前二钱

灯心煎服⑤。

桃仁汤　邪干血分者宜之。

桃仁三钱，研如泥　丹皮一钱　当归一钱　赤芍一

钱　阿胶二钱　滑石五钱

　　照常煎服。小腹痛，按之硬痛，小便自调，有蓄血也，加大黄三钱，甚则抵当汤⑥。药分三等，随其病之轻重而施治。

【注释】

　　①不一于热：不仅仅是热。

　　②胃气：此处指胃家邪气。

　　③非其治也：没有找到治法要领。

　　④白膏如马遗：小便色白如膏，就像马尿一样。

　　⑤灯心：即灯心草的干燥茎髓，色白质轻，能入心经清热利湿。古代常用于点灯。

　　⑥抵当汤：出自东汉张仲景《伤寒论·辨太阳病脉证并治中第六》。药味组成为：大黄、虻虫、桃仁、水蛭。为理血化瘀之剂。

【译文】

　　所谓热到膀胱，是疫邪依然在肠胃，肠胃的热烧灼到了下焦，膀胱只有热，但没有疫邪，所以，只能让小便发红而已，要治还是得治肠胃。

　　所谓邪到膀胱，是疫邪已经蔓延到下焦了，膀胱已有的邪气，不仅仅是热了，但仍然是从肠胃来的，依然要治肠胃，兼治膀胱。如果单纯治疗膀胱，胃中的邪气就会乘势涌入膀胱，这就不是正确的治法了。如果肠胃中没有邪气，只有尿频尿急，或者小便色白如膏，如同马尿，要治疗膀胱，宜用猪苓汤。

　　猪苓汤　疫邪干扰到气的层面，宜用。

　　猪苓二钱　泽泻一钱　滑石五钱　甘草八分　木通一钱　车前二钱

　　加灯心，水煎服。

　　桃仁汤　疫邪干扰到血的层面，宜用。

　　桃仁三钱，研得像泥一样　丹皮一钱　当归一钱　赤芍一钱　阿胶二钱　滑石五钱

　　按照常规方法煎服。如果小腹痛，按上去又硬又痛，小便通调，则是有蓄血也，本方加大黄三钱，甚则用抵当汤。方药都是有很多等次的，要根据病的轻重程度来选择。

前后虚实

【题解】

　　临床历练少的医者，往往有这种困惑：很多病刚上手的时候，疗效显著，但治到后来，就力不从心了。其实，这是没有把握好药随病变的时机，在虚实补泻上没能拿捏准，或者掺杂了个人的臆断。针对这种状况，本篇确立了三个基本原则。第一，"病有先虚后实者，宜先补而后泻；有先实后虚者，宜先泻而后补。"第二，"邪退六七，急宜补之，虚回五六，慎勿再补。"第三，"下后必竟加添虚证者方补"，不可以医者一己之意去揣度其虚。

　　病有先虚后实者，宜先补而后泻^①；有先实后虚者，宜先泻而后补。假令先虚后实者，或因他病先亏，或因年高血弱，或因先有劳倦之极，或因新产亡血过多，或旧有吐血及崩漏之证，时疫将发，即触动旧疾，或吐血，或崩漏^②，以致亡血过多，然后疫气渐渐加重，以上并宜先补而后泻。泻者谓疏导之剂^③，并承气下药^④，概而言之也。凡遇先虚后实者，此万不得已而投补剂一、二帖后，虚证少退，便宜治疫。若补剂连进，必助疫邪，祸害随至。

【注释】

①泻：即驱逐邪气。与"补"相对。

②崩漏：非经期阴道出血。

③疏导之剂：指有疏导效果的方剂，包括发汗剂、涌吐剂、理气剂、消
　导剂、泻下剂等。

④承气下药：指大承气汤、小承气汤、调胃承气汤等具有泻下作用的
　方药。

【译文】

　　病有先正气虚而后邪气旺的，宜于先补正气而后驱逐邪气；有先邪
气旺而后正气虚的，需要先去邪气再补正气。如果先正气虚，而后邪气
旺，或者因为其他病先体虚，或者因为年龄太大，气血虚弱，或者因为先
有极度的劳伤，或者因为刚生完孩子失血过多，或者以前有吐血或崩漏
等病症，时行瘟疫即将发病，就触动旧病，要么吐血，要么崩漏，以致失血
过多，然后瘟疫之病也渐渐加重，以上都应该先补后泻。所谓泻，是一个
概括的说法，包括用疏导的药剂，以及承气汤之类泻下的药。凡是遇到
先虚后实的，万不得已可以先用补药一两剂后，虚证稍微退却，就可以治
疗瘟疫了。如果连连用补药，势必加剧疫邪，祸害紧接着就来了。

　　假令先实而后虚者，疫邪应下失下，血液为热搏尽①，
原邪尚在，宜急下之，邪退六七，急宜补之，虚回五六②，慎
勿再补。多服则前邪复起。下后必竟加添虚证者方补，若
以意揣度其虚，不加虚证，误用补剂，贻害不浅。

【注释】

①血液为热搏尽：血和津液被热邪消耗殆尽。

②虚回五六：虚证回转五六成。

【译文】

　　假如是先实而后虚，疫邪在里，应该泻下却没有泻下，血和津液被热
消耗殆尽，原来的邪气仍在，还是宜于赶紧泻下，邪气退去六七成，再赶

紧去补,等虚象退去五六成,就千万不要再补了。多用补药则前面那些症状又起来了。泻下后,一定要等到虚证增加了,才能去补,如果以一己之意去揣度,认为病人已经虚了,没见到虚证就误用补药,则贻害无穷。

脉厥

【题解】

邪气阻闭,是温疫中常见的现象。厥,其实就是一种闭象。温疫中遇到脉细微,多是疫邪遏制气机,这叫脉厥,宜舍脉从证,千万不可轻易认为是阳虚寒盛。

温疫得里证,神色不败,言动自如①,别无怪证,忽然六脉如丝②,微细而软,甚至于无,或两手俱无,或一手先伏。察其人不应有此脉,今有此脉者,皆缘应下失下,内结壅闭,荣气逆于内③,不能达于四末,此脉厥也。亦多有过用黄连、石膏诸寒之剂,强遏其热④,致邪愈结,脉愈不行,医见脉微欲绝,以为阳证得阴脉为不治⑤,委而弃之⑥,以此误人甚众,若用人参、生脉散等剂⑦,祸不旋踵⑧,宜承气缓缓下之,六脉自复。

【注释】

①言动自如:言行、动作灵活自然。

②六脉:左右手各有寸、关、尺三部脉,总共六部脉。

③荣气:即营气,行于血脉之中,为血液在功能层面的作用。

④强遏其热:用寒凉的药,遏制住了热,使热不能透达而出。

⑤阳证:即以热象为主,以邪气旺为主的病症。阴脉:东汉张仲景《伤

寒论·辨脉法第一》："问曰：脉有阴阳，何谓也？答曰：凡脉大、
浮、数、动、滑，此名阳也；脉沉、涩、弱、弦、微，此名阴也。凡阴病
见阳脉者生，阳病见阴脉者死。"不治：无法治疗。

⑥委而弃之：推诿并放弃治疗。

⑦生脉散等剂：生脉散之类的方药。生脉散为唐代孙思邈《千金方》
中的方剂，药味组成为：人参、麦冬、五味子。

⑧祸不旋踵：还没有来得及转身，祸害就来了。旋踵，即转身。踵，
脚后跟。

【译文】

温疫邪气已经传里，但病人面色、精神方面没有败象，言行、动作灵
活自然，也没有其他奇怪的病症，忽然六部脉就像丝线一样，微细而软，
甚至于没有，或者两手都没有脉，或者其中一只手的脉先伏而不见。看
这个人，不应该有这个脉象，现在有这个脉象，都是因为应该泻下却没有
泻下，邪气结于体内，壅闭了气机，营气在体内逆行，不能到达四肢，这
叫脉厥。也多有过量使用黄连、石膏等寒凉药剂，强行遏制了热邪，以致
邪气更加闭结在里，脉越发不能出来，医生见脉微欲绝，以为是阳证得阴
脉，是不治之症，互相推诿，放弃治疗，因此误了很多人，如果再用人参、
生脉散之类的方药，也是祸不旋踵，宜用承气汤，缓缓泻下，六部脉自然
能恢复正常。

脉证不应

【题解】

中医四诊，为望、闻、问、切。之所以叫切脉，意味着在把脉的过程中，
要将脉象与其他三诊获取的信息互相参照、分析，使其在理上切合。所
以，切脉是一个复杂的过程。什么样的脉对应什么样的病，虽然历代脉
书言之凿凿，但仅供参考，毕竟脉象上还有很多不确定的因素，就连扁鹊

都说："持脉之道，如临深渊而望浮云，胸中了了，指下难明。"何况，更有人病而脉不病、反关脉等非常规脉象存在。本篇医案，非关温疫，只是为了说明病案中这位妇人，无论内伤外感，只要生病，便是同一脉象，由此可见，仅凭脉象断病，是不够严谨的。

表证脉不浮者①，可汗而解，以邪气微，不能牵引正气，故脉不应。

里证脉不沉者②，可下而解，以邪气微不能抑郁正气，故脉不应。

阳证见阴脉，有可生者：神色不败，言动自如，乃禀赋脉也③；再问平日无此脉，乃脉厥也④。

下后脉实，亦有病愈者，但得证减，复有实脉，乃天真脉也⑤。

夫脉不可一途而取，须以神气、形色、病证相参，以决安危为善。

【注释】

①表证脉不浮：表证是因邪气在体表而表现出来的各种症状，脉浮是表证的典型症状之一。邪气在表，牵引正气外出抗邪，所以出现浮脉。

②里证脉不沉：里证是因邪气在里，尤其是指邪气在肠胃而表现出来的各种症状，脉沉是其主要特征之一。邪气在里，遏郁正气，所以脉沉。

③禀赋脉：生来便是，与禀赋相应，而且是平时固有的某种脉象。

④脉厥：指人体气机被邪气阻闭，使脉象呈现出细、微或沉等，详见本书"脉厥"条。

⑤天真脉：曹炳章《中国医学大成》本作"天年脉"。指跟年龄相应
的平时固有的脉象。

【译文】

有表证，但是脉不浮，可以用发汗的方式解除病邪，因为邪气微弱，
不能牵引正气外出抗邪，所以在脉象上没有反应。

有里证而脉不沉，可以用泻下的方式解除病邪，因为邪气微弱，不能
遏制正气，所以在脉象上也没有反应。

阳证见阴脉，也有可以不死的：如果病人神情和面色都没有败象，语
言动作自如，这种阴脉其实是禀赋脉，也就是平时固有的脉象；如果问得
平时的脉象不是这样的，则是脉厥。

泻下后脉依然实，也有病愈的，只要症状减轻了，仍然还有实脉，这
是天真脉，也就是说，这个人在这个年龄段平时就是这个脉象。

把脉，不能单纯依靠脉象而做出判断，必须与病人的神情、气质、形
态、面色、病证相参照，以判断安危，这样才妥善。

张嵩源室，年六旬，得滞下，后重窘急①，日三四十度，
脉常歇至②，诸医以为雀啄脉③，必死之候，咸不用药。延予
诊视，其脉参伍不调④，或二动一止，或三动一止而复来，此
涩脉也⑤。年高血弱，下利脓血，六脉短涩，固非所能任。询
其饮食不减，形色不变，声音烈烈，言语如常，非危证也。遂
用芍药汤加大黄三钱⑥，大下纯脓成块者两碗许，自觉舒快，
脉气渐续，而利亦止。数年后又得伤风，咳嗽，痰涎涌甚，诊
之又得前脉，与杏桔汤二剂⑦，嗽止脉调。方知其妇，凡病俱
作此脉。大抵治病，务以形色脉证参考，庶不失其大体，方
可定其吉凶也。

【注释】

①后重窘急：与"里急后重"意义相同，常见于痢疾。后重，大便至肛门，有重滞欲下不下之感。窘急，窘迫急促。

②歇至：脉息间歇而至，即偶或停跳一次。

③雀啄脉：怪脉之一。脉在筋肉间，细而急数，间有停歇，如雀啄食之状。

④参伍不调：见《黄帝内经·素问·三部九候论篇第二十》："参伍不调者病。"又作"三五不调"。也就是脉象参差不齐，每跳动三五次间歇一次。参，同"叁"。即"三"。

⑤涩脉：按诸脉书，涩脉本应如刀刮竹，往来滞涩不利，未云歇至。而此处所描述的脉象，实为结代脉或促脉。因作者断其久痢阴虚血亏，气机滞涩产生的脉象，因此也称其为涩脉。读者不可拘泥于概念。

⑥芍药汤：由白芍、当归、槟榔、厚朴、甘草组成。详见"战汗"条。此方为吴又可自创方。

⑦杏桔汤：由薄荷、贝母、黄芩、山栀子、连翘、甘草、桔梗组成。

【译文】

张崑源的妻子，六十来岁，患痢疾，里急后重，一天要如厕三四十次，脉搏经常停跳，医生们认为是雀啄脉，是必死的症状，都不敢用药。请我来诊察，发现其脉象参差不齐，有时候跳两次就停一次，有时候跳三次又停一次才来，这是涩脉。因为年龄大了，血气就弱，加上痢疾泻下脓血，当然不是她所能承受的，因此六脉短涩。但经询问，她饮食没有减少，形体和面色没有变差，说话声音很大，言语思路清晰，并不像病危之人。于是用芍药汤将其中大黄的剂量再加三钱。泻下了两碗成块的脓，自己觉得舒服畅快，脉也逐渐能续接上，痢疾也止住了。几年以后又伤风咳嗽，痰涎汹涌，诊察又出现了以前的脉象，用杏桔汤两剂，咳嗽止住了，脉也调和了。才知道这位妇人，只要生病，就是那个脉象。一般而言，治病务必要通过形体、脉象、症状来互相参考印证，才不至于失去整体把握，才能判定其是吉是凶。

体厥

【题解】

体厥与脉厥同理，都因疫邪壅塞气机，阳气不能外达。本篇以一则医案，说明体厥、脉厥之理，也提示病家应该有自己的认识和决断，如果犹疑不决，纵遇良医，也是枉然。

阳证脉阴，身冷如冰，为体厥。

施幼声，卖卜颇行①，年四旬，禀赋肥甚，六月患时疫，口燥舌干，苔刺如锋，不时太息②，咽喉肿痛，心腹胀满，按之痛甚，渴思冰水，日晡益甚，小便赤涩，得涓滴则痛甚，此下证悉备，但通身肌表如冰，指甲青黑，六脉如丝，寻之则有，稍按则无。医者不究里证热极，但引陶氏《全生集》③，以为阴证。但手足厥逆④，若冷过于肘膝，便是阴证⑤，今已通身冰冷，比之冷过肘膝更甚，宜其为阴证一也。且陶氏以脉分阴阳二证，全在有力无力中分，今已脉微欲绝，按之如无，比之无力更甚，宜其为阴证二也。阴证而得阴脉之至，有何说焉？以内诸阳证竟置不问，遂定附子理中汤⑥。未服，延予至，以脉相参，表里互较⑦，此阳证之最者，下证悉具，但嫌下之晚耳。盖因内热之极，气道壅闭⑧，乃至脉微欲绝，此脉厥也。阳郁则四肢厥逆，况素禀肥盛，尤易壅闭，今亢阳已极⑨，以至通身冰冷，此体厥也。六脉如无者，群龙无首之象⑩，证亦危矣。急投大承气汤，嘱其缓缓下之，脉至厥回⑪，便得生矣。其妻闻一曰阴证，一曰阳证，天地悬隔，疑而不服。更请一医，指言阴毒⑫，须灸丹田⑬，其兄叠延三医续至，皆言阴证，妻乃惶惑。病者自言："何不卜之神明？"遂卜，得从阴则吉，从阳则凶。更惑于医之议阴证者居多，乃进附子汤⑭，下咽如火，烦躁顿加。乃叹曰："吾已矣，药之所误也。"言未已，更加踟蹰⑮，逾时乃卒。嗟乎！向以卜谋生，终以卜谋死，误人还自误，可为医巫之鉴。

【注释】

①卖卜：靠占卜为生。

②太息：长长地叹气。叹息。

③陶氏《全生集》：即《伤寒全生集》，作者陶华（1369—1463），字尚文，号节庵，明代著名医家，其著作还有《伤寒六书》等。

④手足厥逆：指手脚不温反冷。厥为气逆，阳气本应从体内传到手脚，阳气逆则阳气不能到达四肢，所以叫手足厥逆。

⑤阴证：指阳气虚衰，阴气偏盛的证候，以怕冷，精神萎靡及各种功能减退为主要特征，与"阳证"相对。

⑥附子理中汤：温中散寒之剂。药味组成为：附子、人参、白术、干姜、炙甘草。

⑦表里互较：把在表和在里的各种症状相互比较。

⑧壅闭：壅滞，闭塞。

⑨亢阳，指已经亢盛到了极点的阳邪。

⑩群龙无首：出自《周易·乾》："用九，见群龙无首，吉。"原意是群龙无首则循环无端，不至于太过不及，所以吉。但在此处，是指寸口无脉，气血散乱。

⑪厥回：气机理顺，厥逆之象回转。主要表现为手足回温，脉象由沉微转正常，昏厥苏醒。

⑫阴毒：因受寒或阳虚产生的毒。

⑬丹田：穴位名，此指关元穴，在肚脐下方三寸处。

⑭附子汤：出自东汉张仲景《伤寒论·辨少阴病脉证并治第十一》。能温经散寒。药味组成为：附子、茯苓、人参、白术、芍药。

⑮踯躅（zhí zhú）：以足击地，跺脚。此指手足躁动不安。

【译文】

阳证见阴脉，身体冰冷，为体厥。施幼声，靠占卜为生，生意还挺好，他四十多岁，身体一直很肥胖，六月得了时行瘟疫，口干舌燥，舌苔上的芒刺像针尖一样，时不时长叹一声，咽喉肿痛，胸腹胀满，一按就剧痛，口渴想喝冰水，症状每到了黄昏时分就加剧，小便发红，干涩难解，解出来几滴就感觉很痛，应当泻下的症状全都有了。但他全身体表冰冷，指甲青黑，脉象如丝，很细微，要仔细寻找才有，稍微用力按就没了。前面的医生不管其里证是极热的，只是按照陶节庵《伤寒全生集》，说这是阴证。"只要有手足逆冷，如果冷过手肘和膝盖，便是阴证，现在全身都是冰冷的，比冷过肘膝更严重，当然是阴证，此其一。而且，陶节庵从脉象上的有力和无力上分阴证和阳证，现在脉细微欲绝，重按就好像没有一样，比无力更甚，当然是阴证，此其二。阴证而出现阴脉，还有什么好说的呢？"他竟然把那些阳证放在一边不管了，于是开了附子理中汤。病家没有服用，把我请来，我参考其脉象，比较其表证里证，断为这是阳证里面最厉害的，应该泻下的症状都具备了，只是嫌泻下太晚而已。因为内热到了极点，使气道壅滞闭塞，阳气不能外达，以致脉象细微欲绝，这是脉厥。阳气郁闭，则四肢逆冷。何况病人平时比较肥胖，也更容易壅闭，现在阳邪亢盛到了极点，以至于全身冰冷，这是体厥。六部脉就像没有一样，是群龙无首之象，已经很危险了。赶紧给他开大承气汤，嘱咐他们缓缓喝下去，到了脉象显出来，手足回温，便是生机。他的妻子见一个医生说是阴证,一个医生说是阳证,有天壤之别,很疑惑,不敢服药。又请了个医生,说是阴毒,需要灸丹田。他的哥哥又陆续请了三位医生,都说是阴证。他妻子就不知所措了。病人自己说:"为什么不占卜,问问神明呢?"于是占卜,得知从阴证治则吉,从阳证治则凶。再加上医生中说是阴证的居多,被这些因素迷惑,所以他喝了附子汤,刚喝下,咽喉里就觉得像着火了一样,烦躁马上增加。于是长叹道:我完了,药用错了。话还没说完,更加躁动不安,不一会就死了。哎!向来以占卜谋生,最终以占卜谋死,误了别人,也误了自己,可以作为医家及巫者的一个借鉴了。

乘除

【题解】

乘除是一个哲学命题。事物的消长变化,不仅有加减,还有乘除。加减是机械的,乘除则更多地取决于外在因素的变化。本篇医案中,先用补益有效,是在做加法;再用补药,看似继续做加法,实则造成损伤,就相当于在做除法了。乘除是一个高度抽象的概念,包括加减之外的一切变化。

病有纯虚纯实,非补即泻,何有乘除①?设遇既虚且实者,补泻间用,当详孰先孰后,从少从多,可缓可急,随其证而调之。

【注释】

①乘除:本意是指世事的消长盛衰。在算术中,有加减乘除之法。此处指用药除了纯粹的补法或泻法之外,随着其他因素再进行的调整和变化。

【译文】

病如果是纯粹的正气虚,或者纯粹的邪气旺,不是用补就是用泻,哪里需要乘除？如果遇到既虚且实的病人，在补泻之间，就要仔细斟酌哪个先用，哪个后用，是多用还是少用，是慢慢用还是急用，随其症情的变化而调节用药。

吴江沈青来室，少寡，素多郁怒，而有吐血证，岁二三发，吐后即已，无有他证，盖不以为事也①。三月间病，并非旧证，但小发热，头疼身痛，不恶寒而微渴。夫恶寒不渴者，乃感冒风寒，今不恶寒微渴者，疫也。至第二日，旧证大发，吐血胜常，更加眩晕，手振烦躁，种种虚状，饮食不进，且热渐加重。医者、病者，但见吐血，以为旧证复发，不知其为疫也，故以发热认为阴虚②，头疼身痛，认为血虚③，不察未吐血前一日，已有前证，非吐血后所加之证也。

【注释】

①不以为事：没有把它当一回事。

②阴虚：指由于身体阴液不足，不能滋润而引起的一系列病状。

③血虚：指人体血液不足。

【译文】

吴江沈青来的妻子，年轻就开始守寡，平素多郁闷恼怒，因此有吐血病，一年发两三次，吐完了就好了，没有其他症状，也没有把它当一回事。三月间生病，并不是以前的老毛病，而是只有一些小发热，头痛，身痛，不怕冷，微微有些口渴。怕冷而不口渴，是感受了风寒；现在不怕冷却微微口渴，是瘟疫。到了第二天，旧病大发，吐血比以前多，又增加了眩晕，手颤，烦躁等种种体虚症状，饮食不能下咽，而且发热症状渐渐加重，医生和病人，只见到吐血，就认为是旧病复发，不知道这是瘟疫，所以误认为发热是阴虚，认为头疼身痛是血虚，他们忘了吐血的前一天，已经有了前面那些症状，不是吐血后所增加的症状。

诸医议补，问余可否，余曰：失血补虚，权宜则可。盖吐血者内有结血①，正血不能归经②，所以吐也。结血牢固，岂能吐乎？能去其结，于中无阻，血自归经，方冀不发。若吐后专补，补则血满，既满不归，血从上溢也。设用寒凉尤误。投补剂者，只顾目前之虚，用参暂效，不能拔去病根，日后又发也。况又兼疫，今非昔比。今因疫而发，血脱为虚③，邪在为实，是虚中有实，若投补剂，始则以实填虚，沾其补益，既而以实填实，灾害立至。

【注释】

①结血：即瘀血。

②归经：指血液在其正常的经脉中运行。

③血脱：血不受约束，出现大量吐血、泻血等现象，往往是虚证。

【译文】

医生们讨论用补法，问我是否可以，我说：病人大量失血，用补法补其虚，作为权宜之计，是可以的。吐血是因为体内有瘀血，造成正常的血不能归经，所以吐出。又问：既然血结得那么牢固，怎么会吐出来呢？其实，能把瘀结的血去掉，使其不再堵在体内，血自然能进入正常的经脉，这时候才能指望吐血不发作。如果吐血后专用补血的方法，把血补满了，就又不能归经了，于是往上逆，又会吐血。如果误用寒凉药，尤其错误。用补药，只顾眼下的虚，所以，用人参暂时有效，但不能拔去病根，以后病又会发。何况又兼瘟疫，与过去不同。现在病因为感染了疫邪而发，大量失血是虚证，瘟疫邪盛又是实证，是虚中有实，如果用补剂，开始则是以补药治虚证，是有好处的；接下来就是以补药治实证了，祸害马上就会到来。

于是暂用人参二钱,以茯苓、归、芍佐之^①,两剂后,虚证咸退,热减六七。医者、病者皆谓用参得效,均欲速进,余禁之不止,乃恣意续进,便觉心胸烦闷,腹中不和,若有积气,求哕不得^②。此气不时上升,便欲作呕,心下难过^③,遍体不舒,终夜不寐,喜按摩捶击,此皆外加有余之变证也^④。所以然者,止有三分之疫,只应三分之热,适有七分之虚,经络枯涩,阳气内陷^⑤。故有十分之热,分而言之,其间是三分实热,七分虚热也。向则本气空虚,不与邪搏,故无有余之证。但虚不任邪,惟懊恼、郁冒、眩晕而已^⑥,今投补剂,是以虚证咸去,热减去七,所余三分之热者,实热也,乃是病邪所致,断非人参可除者,今再服之,反助疫邪,邪正相搏,故加有余之变证,因少与承气微利之而愈^⑦。

【注释】

①佐:中药配伍,有君臣佐使,此方亦以人参为主药,所以是君药,茯苓、当归、白芍之类为佐药,对君药起辅助和制约作用。

②哕(yuě):呕吐的声音。

③心下:即胃中。

④外加有余之变证:在这里指过量服用人参导致的各种变证。有余,与虚相对。人参补气,气有余便是火。

⑤阳气内陷:指由于中气不足,使阳气不能升举而下陷。

⑥懊恼(nǎo):懊恼,烦闷。郁冒:头晕目眩或昏迷。

⑦微利:微微泻下。

【译文】

于是暂时使用人参二钱,配上茯苓、当归、白芍,两剂以后,虚证都减退了,热象也减轻了六七成。医生和病人都说是用人参取得了效果,都想要赶紧继续用,我无法制止,他们于是恣意继续用人参,后来病人就觉得心胸烦闷,肚子里不舒服,好像积累了很多气,想呕但又无法呕出。有一股气不时往上升,就使人想呕,胃中难过,浑身不舒服,彻夜不眠,喜欢按摩捶打,这些都是误用人参,气有余造成的变证。之所以会这样,是因为只有三分疫邪,就只应该有三分邪热;恰好有七分虚,经络枯萎干涩,阳气内陷。所以,如果有十分热,分开而言,其中是三分实热,七分虚热。以前人体本身的正气亏虚,不能与邪气相争,所以没有邪气有余的症状。只是体虚不能忍受邪气,而有懊憹、昏迷、眩晕而已,现在用补药,所以虚证全没有了,热退了七成,剩下的三分热,为实热,是瘟疫邪气所致,绝不是人参能除得了的。现在再三服用人参,反而助长了疫邪,邪气和正气相搏,所以又增加了有余的变证。因而,稍微给她用了承气汤,微微泻下而痊愈。

　　按,此病设不用利药,宜静养数日亦愈。以其人大便一二日一解,则知胃气通行,邪气在内,日从胃气下趋,故自愈。间有大便自调而不愈者,内有湾粪①,隐曲不行,下之得宿粪极臭者,病始愈。设邪未去,恣意投参,病乃益固,日久不除,医见形体渐瘦,便指为怯证②,愈补愈危,死者多矣。要之,真怯证世间从来罕有,令患怯证者,皆是人参补药酿成。近代参价若金,服者不便,是以此证不死于贫家,多死于富室也。

【注释】

①湾粪:即积粪。

②怯证:即虚证,以体虚则心怯。

【译文】

　　按,这个病,如果不用泻下药,可以让病人静养几天,也能痊愈。

因为这个人的大便一两天能解一次，可知其胃气是通畅的，邪气在内，可以每天跟着胃气往下走，所以能自愈。也偶尔会有大便通调而无法自愈的，因为体内有积粪，藏在曲折的地方不能下行，用泻下的方法后，解出非常臭秽的宿便，病才开始痊愈。如果邪气没有去掉，就恣意用人参，病就会越来越顽固，时间久了还没有好，医生见其形体越来越瘦，就认为是虚怯之证，越补越危险，因此而死的人太多了。关键是，真正的虚怯之证，世上从来不多，使病人虚怯的，都是人参等补药酿成的。最近这个时代，人参的价格跟金子一样，服用者不便多用，所以，这个病，穷人家得了反而不死，富人家得了就会多有死亡。

下卷

杂气论

【题解】

本书开头就明言，瘟疫与六气无关，而是疠气为病，但疠气究竟是什么呢？本篇进一步提出"杂气"的说法，疠气即属于杂气中的一部分。杂气是看不见摸不着的，种类繁多，可能导致的疾病也是各种各样，其感染和起病没有时间规律，其强度和传染性也都不固定。

关于杂气到底是什么，本篇也不能完全明确。但"杂气论"的意义在于，能让人们意识到天地之气有其复杂性、多样性，对导致疾病外因的认识，也不拘泥于风、寒、暑、湿、燥、火这六气的范围。这就为后人拓宽了医学思维，能帮助我们摆脱一些定见。因为杂气具有复杂性，要解决杂气为病，必须从实际出发，察明病邪的来龙去脉，不能拘泥于前人的定论。

日月星辰，天之有象可睹；水火土石，地之有形可求；昆虫草木[①]，动植之物可见；寒热温凉，四时之气往来可觉。至于山岚瘴气[②]，岭南毒雾，咸得地之浊气，犹或可察。而惟天地之杂气，种种不一，亦犹天之有日月星辰，地之有水火土石，气交之中有昆虫草木之不一也[③]。草木有野葛、巴豆[④]，星辰有罗计、荧惑⑤，昆虫有毒蛇猛兽，土石有雄、硫、硇、信⑥，万物各有善恶不等，是知杂气之毒亦有优劣也。

【注释】

①昆虫：指众多的鸟兽虫鱼，其所指范围大于现代生物学上的"昆虫"。昆，众多。

②山岚：指山间的云雾。瘴气：原始森林里动植物腐烂后生成的毒气。

③气交：天地之气相交感。

④野葛、巴豆：泛指有毒的草木。野葛，即钩吻，也叫断肠草等，根、茎、叶都有剧毒。巴豆，有大毒，属于热性泻药。

⑤罗计、荧惑：皆为凶星。罗计，即罗睺和计都，源于印度占星学，罗睺主日食月食，计都主疾病、瘟疫及意外伤害。荧惑，即火星，主战争、死亡，以其荧荧似火，行踪不定，故名荧惑。

⑥雄、硫、硇（náo）、信：泛指有毒的矿物质。雄，雄黄，有毒。硫，硫黄，主温阳，有小毒。硇，硇砂，有大毒。信，信石，即砒霜，剧毒。

【译文】

日月星辰，这是天的形象，是可以看见的；水火土石，这是地上的有形之物，是可以把握的；昆虫草木，这是动物植物，是可以见到的；寒热温凉，这是一年四季的气，其往来变化是可以感觉到的。至于山岚瘴气、岭南的毒雾，都是来源于大地的浊气，也还是可能觉察到的。而唯独天地间的杂气，种类很多，而且不一样，也就像天上有日月星辰、地上有水火土石、天地之间有昆虫草木之不同。草木之中有野葛、巴豆，星辰之中有罗计、荧惑，动物之中有毒蛇、猛兽，土石之中有雄黄、硫黄、硇砂、砒霜，万物各有善恶，而且程度不等，所以，知道杂气的毒，也是有强弱的。

　　然气无所可求，无象可见，况无声复无臭，何能得睹得闻？人恶得而知其气？又恶得而知其气之不一也？是气也，其来无时，其著无方①，众人有触之者，各随其气而为诸病焉。其为病也，或时众人发颐②；或时众人头面浮肿，俗名为大头瘟是也③；或时众人咽痛，或时声哑，俗名为虾蟆瘟是也④；或时众人疟痢；或为痹气⑤；或为痘疮⑥；或为斑疹⑦；或为疮疥疔瘇⑧；或时众人目赤肿痛；或时众人呕血暴下⑨，俗名为瓜瓤瘟、探头瘟是也⑩；或时众人瘿痃⑪，俗名为疙瘩瘟是也⑫。为病种种，难以枚举。大约病偏于一方，延门阖户，众人相同者，皆时行之气，即杂气为病也。为病种种，是知气之不一也。盖当时，适有某气专入某脏腑某经络，专发为某病，故众人之病相同。是知气之不一，非关脏腑经络或为之证也。夫病不可以年岁四时为拘，盖非五运六气所能定者⑬，是知气之所至无时也。或发于城市，或发于村落，他处截然无有，是知气之所著无方也。

【注释】

①其著无方：指疫邪的附着和感染没有固定的区域。方，方位，地点。

②发颐：温毒结于颐颌间引起的急性病，多一侧发病，颐颌部肿胀疼痛，现代病名为腮腺炎，俗称痄腮。

③大头瘟：瘟疫的一种，其特征为热毒上冲，致使头面焮红肿痛，有极强的传染性。

④虾蟆瘟：瘟疫邪毒上攻，出现头面红肿、咽喉疼痛，状如虾蟆，故名虾蟆瘟。

⑤痹气：因营卫失调，以致气行闭阻不通。《黄帝内经·素问·逆调论篇第三十四》："是人多痹气也，阳气少，阴气多，故身寒如从水中出。"

⑥痘疮：指天花和水痘。

⑦斑疹：姚国美《诊断治疗学讲义》："肌肤间色红成片，稠如锦纹，摸之而无碍手之质者，为斑。红点磊磊，状如沙粟，以手摸之可得者，为疹。"

⑧疮疥疔瘇（zhǒng）：疮，泛指皮肤上的肿烂溃疡。疥，一种传染性皮肤病，以瘙痒为主。疔，局部表现为红、肿、热、痛，呈小结节，并可逐渐增大，呈锥形隆起。瘇，通"肿"。浮肿。

⑨暴下：剧烈的腹泻。

⑩瓜瓤瘟、探头瘟：瘟疫的一种，症见胸胁高起，呕血如瓜瓤状。其传染性极强，死亡极快，人刚刚探出头就会染病，病刚刚探出头就会致死。这种恶性瘟疫极其罕见，在明末崇祯年间出现过。

⑪瘿：瘿瘤。疬：经络之间的结块。

⑫疙瘩瘟：染瘟疫后身体出现结块，所以俗称疙瘩瘟。这是气血不通之象，比如，某些鼠疫就会在身体的特定部位出现结核。

⑬五运六气：古人以十天干和十二地支为基础把握事物的一套理论体系。十天干为甲、乙、丙、丁、戊、己、庚、辛、壬、癸，配木、火、土、金、水五行，又称五运；十二地支为子、丑、寅、卯、辰、巳、午、未、申、酉、戌、亥，配风、君火、相火、燥、湿、寒六气。五运六气在医学上的应用尤为广泛。

【译文】

然而，气是无处可寻的，没有形象表现出来，而且没有声音，也没有气味，怎么能看得见，闻得到？人又如何知道有这些气？又如何知道这些气不一样呢？这种气，其到来没有时间规律，其附着于人体也没有固定的方式，人们感触这种气，就根据这种气的特征而发病。它们造成的疾病，有时让人们都发颐，有时让人们都头面浮肿，也就是通常说的大头瘟；有时人们都咽喉痛，有时让人们都声音变哑，就是通常说的蛤蟆瘟；有时让人们都得疟疾、痢疾；有时发为痹气；有时发为天花、水痘；有时发为斑疹；有时发为各种疮疡、疥癣、疔疮、肿胀；有时让人们眼睛红肿而病;有时让人们猛烈呕血或剧烈腹泻,这就是常说的瓜瓤瘟、探头瘟;有时让人们身上出现各种结核肿块,这就是常说的疙瘩瘟。它造成的病,种类很多,难以逐一列举。大致上,这些病都偏于发生在某一个地方,挨门逐户,或全家发病,所有人症状都一样,这都是一时流行之气,也就是杂气所导致的病。能引发出各种不一样的病,所以知道这个气是不一样的。可能当时,正好有某种气专门侵入某个脏腑或某个经络,专门发为某个病,所以所有人的病都一样。由此可知,瘟疫的病气是不一样的,与脏腑经络本身偶尔不调所引起的病症也不一样。这些病,不能拘泥于年岁及四季,不是五运六气能决定的,由此可知这种气的到来没有时间规律。这些病,要么发于城市,要么发在乡村,其他地方完全没有,由此可知这种气的附着和感染也不是固定的。

　　疫气者,亦杂气中之一,但有甚于他气,故为病颇重,因名之疠气[①]。虽有多寡不同,然无岁不有。至于瓜瓤瘟、疙瘩瘟,缓者朝发夕死,急者顷刻而亡,此又诸疫之最重者。幸而几百年来罕有之证,不可以常疫并论也。至于发颐、咽痛、目赤、斑疹之类,其时村落中偶有一二人所患者,虽不与众人等,然考其证,甚合某年某处众人所患之病,纤悉相同,治法无异。此即当年之杂气,但目今所钟不厚[②],所患者希少耳。此又不可以众人无有,断为非杂气也。

【注释】

①疠气:指天地之间的具有强烈传染性和致病性的邪气。

②所钟不厚:指这种杂气聚集得不是很多。钟,聚集。

【译文】

疫气,是杂气中的一部分,但比其他杂气更厉害,所以发病很重,因而叫作疠气。疠气每年都有，只是有多少的不同。至于瓜瓤瘟、疙瘩瘟，发病慢的，早上发病晚上死，发病快的，马上就死，这又是各种瘟疫中最厉害的。幸好这是几百年来稀有的病症，又不能与寻常瘟疫相提并论。至于发颐、咽痛、红眼病、斑疹之类，某个时候村子里偶尔有一两个人得病，虽然不传染给大家，但从其病症上看，与某年某处的瘟疫，完全一样，治法也没有不同。这其实就是当年的疠气，只是这次它势力不强大，所以患病的人稀少一些罢了。这又不能因为患病人少，而判断其不是杂气导致的。

　　况杂气为病最多，而举世皆误认为六气①。假如误认为风者，如大麻风、鹤膝风、痛风、历节风、老人中风、肠风、疬风、痫风之类②，概用风药，未尝一效，实非风也，皆杂气为病耳。至又误认为火者，如疔疮、发背、痈疽、肿毒、气毒流注、流火丹毒③，与夫发斑、痘疹之类，以为诸痛痒疮疡皆属心火，投芩、连、栀、柏未尝一效，实非火也，亦杂气之所为耳。至于误认为暑者，如霍乱吐泻、疟、痢、暴注、腹痛、绞肠痧之类④，皆误认为暑，因作暑证治之⑤，未尝一效，与暑何与焉！

【注释】

①六气：指风、寒、暑、湿、燥、火等大自然常有的六种气。

②大麻风：一种慢性传染病，临床表现为麻木性皮肤损害，严重者甚至肢端残废。鹤膝风：膝关节肿大疼痛，同时股胫的肌肉消瘦，形如鹤膝，故名鹤膝风。历节风：特点为关节剧痛，不可屈伸。肠风：为便血的一种，多在粪前出血，因外感而得，血色鲜红。疬风：即麻风。痫风：即癫痫，病者平素一如常人，发病时突然意识丧失，

出现口吐白沫，肌肉强直性收缩等，醒后又与常人无异。

③发背：发于背部的一种恶疮。气毒流注：指因毒气游走而产生的各种病症。

④霍乱：一种急性病，表现为上吐下泻，严重时可能致命。暴注：即暴泻，发病突然，排便次数多，且泻下急迫。

⑤暑证：因感受暑气而产生的各种疾病。

【译文】

而且，杂气导致的疾病是最多的，但世人都以为是六气所致。比如，被误认为是风邪所致的，有大麻风、鹤膝风、痛风、历节风、老人中风、肠风、疠风、痛风之类，一律用风药来治，从来没有效果，其实这些并不是风邪所致，都是杂气所导致的病症。又有被误认为是火邪所致的，如疔疮、发背、痛疽、肿毒、气毒流注、流火丹毒，与发斑、痘疹之类，以为各种痛痒疮疡，都属于心火，于是用黄芩、黄连、栀子、黄柏，也都没有效果，其实这并不是火，也是杂气所导致的。还有被误认为是暑邪的，如霍乱上吐下泻、疟疾、痢疾、暴泻如注、腹痛、绞肠痧之类，都被误认为是暑邪所致，因而作为暑证进行治疗，也没有效果，其实，它们与暑邪有什么关系呢！

至于一切杂证，无因而生者，并皆杂气所成，从古未闻者，何耶？盖因诸气来而不知，感而不觉，惟向风寒暑湿所见之气求之，是舍无声无臭、不睹不闻之气推察。既已错认病原，未免误投他药。《大易》所谓①："或系之牛，行人之得，邑人之灾也②。"刘河间作《原病式》③，盖祖五运六气，百病皆原于风、寒、暑、湿、燥、火，谓无出此六气为病，而不知杂气为病，更多于六气为病者百倍。良以六气有限，现在可测，杂气无穷，茫然不可测也。专务六气，不言杂气，焉能包括天下之病欤！

【注释】

①《大易》：即《周易》，相传系周文王姬昌所作，内容包括《经》和《传》两个部分。《经》主要是六十四卦和三百八十四爻，作为占卜之用；《传》共十篇，统称《十翼》，相传为孔子所撰。

②或系之牛，行人之得，邑人之灾也：牛被路人牵走，这是乡人的灾。见《周易·无妄》，后形成一个成语：无妄之灾。

③《原病式》：即《素问玄机原病式》，金代刘完素著，集中体现其医学思想，书中把《内经》有关病机理论与运气学说联系起来，并以六气为纲，统摄诸病。

【译文】

至于一切没有具体的原因而生的杂病，都是杂气所致，为什么自古至今没有听说过呢？因为这些杂气，来了我们也不知道，感染了我们也无法觉察，只好向风寒暑湿之类能具体感知的气上去推求了，所以不从那些没有声音、没有气味、看不见、听不着的杂气上推寻考察。既然认错了病源，就未免误用其他的药。这就是《周易》所说的，"或系之牛，行人之得，邑人之灾也。"刘河间写的《素问玄机原病式》，以五运六气为依据，认为所有病都源于风、寒、暑、湿、燥、火，不外乎这六气导致的疾病，而不知道有杂气致病，远远多于六气为病。因为六气是有限的，当下就能看出来，而杂气是无穷无尽的，无法看清。如果专门研究六气，不说杂气为病，哪里能概括天下的病呢？

论气盛衰

【题解】

天地之间，毕竟是以风、寒、暑、湿、燥、火六气为主，导致温疫的这些杂气，是常年不断的，只是多数时候都比较微弱，只能偶尔导致一两例疾病，而且基本没有传染性，也容易治愈，甚至自愈。只有当天气、地气、人气等诸多方面为这股疫气的流行提供了充分的条件时,疫气才能产生巨大的传染性,从而流行开来。

其年疫气盛行,所患皆重,最能传染,即童辈皆知其为疫。至于微疫,似觉无有,盖毒气所钟不厚也。

其年疫气衰少,闾里所患者不过几人,且不能传染,时师皆以伤寒为名①,不知者固不言疫,知者亦不便言疫。然则何以知其为疫?盖脉证与盛行之年所患之证纤悉相同②,至于用药取效,毫无差别。是以知温疫四时皆有,常年不断,但有多寡轻重耳。

疫气不行之年,微疫转有③,众人皆以感冒为名④,实不知为疫也。设用发散之剂,虽不合病,然亦无大害,疫自愈,实非药也,即不药亦自愈。至有稍重者,误投发散,其害尚浅,若误用补剂及寒凉,反成痼疾⑤,不可不辨。

【注释】

①时师:当时多数的医师。

②纤悉相同:即在各方面都相同。纤悉,细致而详尽。

③微疫转有:即小的疫情反复出现。转,辗转,反复。

④感冒:指感受到自然界的风、寒、暑、湿、燥、火等邪气而产生的疾病。

⑤痼(gù)疾:指顽固难以治愈的疾病。

【译文】

有的年份,疫气盛行,人们所得的都是重病,而且传染性强,哪怕是小孩子都知道这是瘟疫。至于微疫,感觉就像没有一样,因为毒气没有足够的条件变得强大并流行起来。

有的年份，疫气不盛，村子里才几个人患病，而且不能传染，医生们都将其当成伤寒感冒来治，不懂的肯定不会说是瘟疫，知情者也不便说是瘟疫。然而，怎么知道它是瘟疫呢？其脉象、症状与该病盛行的时候是完全一样的，乃至用药、收效过程，都毫无差别。据此可知，温疫一年四季都有，常年不断，只是有多少轻重的差别而已。

在疫气没有大行其道的年份，微小的疫病也是经常会有的，大家都把它叫感冒，不知道是瘟疫。如果用发汗散邪的药，虽然不对症，但对人也没有什么大的伤害，疫病会自愈，不是药的功劳，哪怕不吃药也会自愈。至于有病情稍微重一些的，误用发汗散邪的药，害处也浅，如果误用补药或寒凉的药，反倒成为痼疾，不可以不分辨。

论气所伤不同

【题解】

前篇言杂气的盛衰轻重，本篇则言杂气所伤之偏，即不同的疫气，作用点是不同的。气本无形，成形后便是物；气与气之间，气与物之间，物与物之间，都有相生相克的关系，利用这种关系，理论上是可以找到治病的特效药的。但在这种特效药没有找到之前，利用汗、吐、下三法，将邪气逐出体外，也是正途。本篇是作者在瘟疫临床中的一些发散性思考，虽然未能尽善尽美，但作为一种启迪，是很有价值的。对于其中的任何观点，我们都不要急于去反驳，而是要学习其架构问题、认识问题的方法。如果有条件的话，也可以在前人思考的基础上继续推进。

所谓杂气者，虽曰天地之气，实由方土之气也①。盖其气从地而起，有是气则有是病，譬如所言天地生万物，然亦由方土之产也。彼植物藉雨露而滋生，动物藉饮食而颐养。必先有是气，然后有是物。推而广之，有无限之气，因有无限之物也。但二五之精②，未免生克制化③，是以万物各有宜忌，宜者益而忌者损，损者制也。故万物各有所制，如猫制鼠，如鼠制象之类，既知以物制物，即知以气制物矣。以气制物者，蟹得雾则死，枣得雾则枯之类，此有形之气，动植之物皆为所制也。至于无形之气，偏中于动物者，如牛瘟、羊瘟、鸡瘟、鸭瘟，岂但人疫而已哉？然牛病而羊不病，鸡病而鸭不病，人病而禽兽不病，究其所伤不同，因其气各异也。知其气各异，故谓之杂气。

【注释】

①方土之气：一方水土蕴含的气。

②二五之精：即阴阳五行之气的交感和运行。语出自北宋周敦颐《太极图说》："二五之精，妙合而凝。"二，指阴阳。五，指木、火、土、金、水五行。

③生克制化：通过五行的相生相克，实现事物的变化及事物之间的相互制约。五行生克分别是：水生木，木生火，火生土，土生金，金生水；木克土，土克水，水克火，火克金，金克木。

【译文】

所谓杂气，虽说是天地之气，其实是以某一个地方的地气为主。这种气是从土地上起来的，有这个气就有这个病。就好比说天地生万物，其实就是一方水土所产。那里的植物靠雨露滋生，动物靠饮食颐养。必须先有这个气，然后才有这个物。推而广之，有无穷无尽的气，因而有无穷无尽的物。但阴阳五行的精气，未免有生克制化等相互作用，因此万物之间各有宜忌，宜就是有益，而忌就是有损，损就是制约。所以，万物之间各有制约，如猫能够制约老鼠，如老鼠能制约大象之类，既然知道用物来制约物，就知道用气来制约物了。以气来制约物，比如螃蟹遇见雾就会死，枣子遇见雾就会枯，这是有形的气，动物、植物都会被它制约。至于无形的气，偏于影响动物的，比如牛瘟、羊瘟、鸡瘟、鸭瘟，哪里只是人有瘟疫呢？然而，有时候牛病而羊不病，鸡病而鸭不病，人病而禽兽不病，其所伤害的动物不同，是因为其气不同。知道其气的不同，所以称其为杂气。

　　夫物者气之化也，气者物之变也，气即是物，物即是气，知气可以制物，则知物之可以制气矣。夫物之可以制气者，药物也，如蜒蚰解蜈蚣之毒，猫肉治鼠瘘之溃①，此受物气之为病，是以物之气制物之气，犹或可测。至于受无形杂气为病，莫知何物之能制矣。惟其不知何物之能制，故勉用汗、吐、下三法以决之②。嗟乎！即三法且不能尽善，况乃知物乎？能知以物制气，一病只有一药，药到病已，不烦君臣佐使品味加减之劳矣③。

【注释】

①鼠瘘之溃：又名鼠疮，相传为感鼠毒而发。其实就是颈部淋巴结核，到了晚期，淋巴结液体形成脓肿，溃破后排出豆渣样或米汤样脓液，最后形成经久不愈的窦道或溃疡。

②决：本义是疏通水道，使水流出去。这里指用汗、吐、下三种方法给邪气以出路。

③君臣佐使：指各种药的组方配伍原则。君药即主药，起治病或控局的作用；臣药辅助君药发挥作用；佐药对君臣之药起到帮助和制约的作用，消减其不利影响；使药即引经药，把药带到该去的地方。

【译文】

　　万物都是气所化成的，气又是物变化而来的，气就是物，物就是气，知道气可以制约物，则知道物也可以制约气了。物可以用于制约气的，就是药物，比如蜒蚰能解蜈蚣的毒，猫肉可以治鼠瘘的溃疡，这都是受了物的毒气而发病，所以用另一种物的气来制约这种物的气，这个还可能推测到。至于受了无形的杂气而发病，就不知道用什么东西来制约了。正因为不知道用什么东西能制约，所以勉强用汗、吐、下这三个方法来将其驱赶出去。唉！即便是这三个方法，我们也不能运用得很完美，何况是找到那个能制约疠气的东西呢？能知道以物来制约气，一个病只需要用一味药就可以治好了，药到病除，不烦劳用君臣佐使的配方治法去加减药味了。

蛔厥

【题解】

东汉张仲景《伤寒论》中的吐蛔，是因为寒入厥阴，上热下寒，故用乌梅丸而速效。后世医者中的浅薄之辈，往往一见到吐蛔便用乌梅丸。殊不知，吐蛔证也有阴阳寒热的分别。胃寒能吐蛔，胃热也能吐蛔，只要不是理想的环境，蛔虫就会往外跑。总之要从理上分析，不可照搬经文。读书贵在明理，书中从无固定的正确答案可供抄袭。

疫邪传里，胃热如沸，蛔动不安，下既不通，必反于上，蛔因呕出，此常事也。但治其胃，蛔厥自愈。每见医家，妄引经论，以为"脏寒，蛔上入膈，其人当吐蛔"①，又云"胃中冷必吐蛔"之句②。便用乌梅丸③，或理中安蛔汤④，方中乃细辛、附子、干姜、桂枝、川椒，皆辛热之品，投之如火上添油，殊不知疫证表里上下皆热，始终从无寒证者。不思现前事理，徒记纸上文辞，以为依经傍注，坦然用之无疑，因此误人甚众。

【注释】

①脏寒，蛔上入膈，其人当吐蛔：见东汉张仲景《伤寒论·辨厥阴病脉证并治第十二》，原文为："蛔厥者，其人当吐蛔。今病者静，而复时烦者，此为脏寒。蛔上入其膈，故烦。"

②胃中冷必吐蛔：见《伤寒论·辨发汗后病脉证并治第十七》，原文为："病人有寒，复发汗，胃中冷，必吐蛔。"可见胃中冷必吐蛔是有前提的，不可断章取义，认为所有吐蛔都是胃中冷。

③乌梅丸：出自《伤寒论·辨厥阴病脉证并治第十二》。为厥阴伤寒主方，也用于治疗蛔厥。药味组成为：乌梅、黄连、黄柏、附子、桂枝、干姜、蜀椒、细辛、当归、人参。

④理中安蛔汤：出自明代陶华《伤寒全生集》。药味组成为：人参、白术、干姜、茯苓、乌梅、花椒。

【译文】

瘟疫之邪传里，胃中热得像沸腾了一样，蛔虫躁动不安，下面既然不通，必然会往上返，蛔虫因而呕出来了，这是常见的现象。只要治疗他的胃蛔厥自然能痊愈。经常看到这样的医者，胡乱地引用《伤寒论》，说这是内脏有寒，蛔虫往上进入膈中，所以病人会吐蛔虫。又说"胃中冷必然吐蛔虫"之类的话。于是用乌梅丸，或理中安蛔汤，方子里的细辛、附子、干姜、桂枝、川椒，都是辛热的药，用上去就像火上浇油，不知瘟疫表里上下都是热证，始终没有寒证。不思考面前的事理，光去记忆纸上的文辞，以为有医圣的经典作为依据，有前贤的注解作为支持，便可以坦然无疑地用这些方，因此误了很多人。

呃逆

【题解】

呃逆也分寒热。平日常人偶尔呃逆，往往因误食寒凉而伤胃气，所以俗语称其为冷呃。俗语是在长期的日常生活经验的基础上形成的，但瘟疫属于特殊情况。何况，俗语也不能作为医疗的依据。医中浅薄之人，往往抓住一句经文，甚至根据一个俗语，就去指导用药，唯独不知根据临床现象而思辨医理，这是古今通病。

胃气逆则为呃逆，吴中称为冷呃，以冷为名，遂指为胃寒，不知寒热皆令呃逆，且不以本证相参，专执俗语为寒，遂投丁、茱、姜、桂，误人不少，吾愿执辞害义者^①，临证猛省。

治法各从其本证而消息之^②，如见白虎证则投白虎^③，见承气证则投承气^④，膈间痰闭则宜导痰，如果胃寒，丁香柿蒂散宜之^⑤，然不若四逆汤功效殊捷^⑥。要之，但治本证，呃自止。其他可以类推矣。

【注释】

①执辞害义：因拘泥于书籍中的文辞而误会或曲解事物本身应有之义。

②消息：增减，变化。

③白虎：即白虎汤，见东汉张仲景《伤寒论·辨太阳病脉证并治下第七》，用于清阳明经之大热，药味组成为：生石膏、知母、粳米、甘草。

④承气：即承气汤类方剂，如大承气汤、小承气汤、调胃承气汤等。

⑤丁香柿蒂散：温胃止呃方，版本甚多，总以丁香、柿蒂为主药。元代罗天益《卫生宝鉴》方：丁香、柿蒂、青皮、陈皮。明代陶华《伤寒全生集》方：丁香、柿蒂、茴香、干姜、良姜、陈皮。元代危亦林《世医得效方》方：人参、茯苓、橘皮、半夏、良姜、丁香、柿蒂、生姜、甘草。

⑥四逆汤：见《伤寒论·辨太阳病脉证并治上第五》，用于温中祛寒，回阳救逆，药味组成为：附子、干姜、甘草。

【译文】

胃气上逆,则会导致呃逆,苏州一带称其为"冷呃",名称中带一个"冷"字,就被看作胃寒,殊不知寒热都可以导致呃逆,而且,不跟病症相参照,专门执着于俗语,就说呃逆是寒证,于是用丁香、吴茱萸、干姜、桂枝,误了很多人,我希望该些执着于概念的人,在临床的时候能够猛然醒悟。

治法,应该分别从病人本来的病症上去考量而有不同变化,如果见到白虎汤证就用白虎汤,见到承气汤证就用承气汤,胸膈间被痰闭住了就宜于导痰,如果胃寒,则宜用丁香柿蒂散,但不如用四逆汤功效更快。关键是,只需要治疗本来的病症,呃逆自然能止。在瘟疫中出现的其他病症,都可以类推。

似表非表,似里非里

【题解】

论病必根据症象,但症象有真象,也有假象,不可不辨。如瘟疫头疼身痛,看似表证,但用发散之法无效,追根求源,其实是里热壅闭所致;泻下后出现身痛,看似风湿,其实是津液亏虚,气血滞涩;邪伏膜原,邪热游溢于阳明,故见潮热谵语,看似里证,但用泻下之法无效;待到邪气真正传里后,又不敢用泻下,只敢清热理气。于此等等,都是被表象迷惑所致。

时疫初起,邪气盘踞于中,表里阻隔,里气滞而为闷,表气滞而为头疼身痛。因见头疼身痛,往往误认为伤寒表证,因用麻黄、桂枝、香苏、葛根、败毒、九味羌活之类①,此皆发散之剂,强求其汗,妄耗津液,经气先伤,邪气不损,依然发热也。

更有邪气传里,表气不能通于内,必壅于外,每至午后潮热,热甚则头胀痛,热退即已,此岂表实者耶? 以上似表,误为表证,妄投升散之剂,经气愈实,火气上升,头疼转甚。须下之,里气一通,经气降而头疼立止。若果感冒头疼,无时不痛,为可辨也。且有别证相参,不可一途而取。

【注释】

①麻黄:即麻黄汤,出自东汉张仲景《伤寒论·辨太阳病脉证并治中第六》。有发汗解表、宣肺平喘的功效。药味组成为:麻黄、桂枝、杏仁、甘草。桂枝:即桂枝汤,出自《伤寒论·辨太阳病脉证并治上第五》。有辛温解肌、调和营卫的功效。药味组成为:桂枝、芍药、甘草、大枣、生姜。有辛温解表、解肌发表、调和营卫的功效。香苏:即香苏散,出自宋代《太平惠民和剂局方》。有疏风散寒、理气和中的功效。药味组成为香附、苏叶、陈皮、甘草。葛根:即葛根汤,出自《伤寒论·辨太阳病脉证并治中第六》。有发汗解表、升津舒筋之功效。药味组成为:葛根、麻黄、桂枝、生姜、甘草、芍药、大枣。败毒:即败毒散,出自北宋钱乙《小儿药证直诀》。有散寒祛湿、益气解表的功效。药味组成为柴胡、前胡、羌活、独活、桔梗、枳壳、川芎、茯苓、人参、甘草等。九味羌活:即九味羌活汤,为金代名医张元素所拟。有辛温解表、发汗祛湿、兼清里热的功效。药味组成为:羌活、防风、细辛、苍术、白芷、川芎、黄芩、生地、甘草。

【译文】

时行瘟疫发病之初,邪气盘踞在体内,表里被阻隔起来了,体内之气阻滞则出现胀闷,体表之气阻滞则出现头疼身痛。有的医家因为见到头疼身痛之类的症状,往往误认为是伤寒表证,因而用麻黄汤、桂枝汤、香苏散、葛根汤、败毒散、九味羌活汤之类,这些都是发散的方剂,强行使其发汗，错误地消耗了津液，在经之气被伤，邪气却没有减少，所以病人依旧发热。

还有邪气传到体内，体表之气不能通于体内，必然壅滞在外，往往到了午后就出现定时发热，热到一定的程度就头部胀痛，热退了头就不胀痛了，这哪里是体表有实邪呢？以上这些病症，看上去好像是表证，但你要是真的把它当成表证而误用升散的方剂，则体表之气更壅滞，火气上升，头痛加剧。正确的治法，必须泻下，体内之气一旦通了，在经之气就能降，头痛也会马上停止。如果真的是感冒头痛，就会一直痛，这也是辨别的方法。而且有其他症状互相参照，不能根据一个方面就下结论。

若汗、若下后，脉静身凉，浑身肢节反加痛甚，一如被杖①，一如坠伤，少动则痛苦号呼，此经气虚，荣卫行涩也。三四日内，经气渐回，其痛渐止，虽不药必自愈，设妄引经论，以为"风湿相搏，一身尽痛，不可转侧"②，遂投疏风胜湿之剂，身痛反剧，似此误人甚众。

【注释】

①被杖：被棍子敲打。

②风湿相搏，一身尽痛，不可转侧：原文见东汉张仲景《伤寒论·辨痉湿暍脉证第四》："风湿相抟，一身尽疼痛，法当汗出而解。"明代陶华《伤寒全生集》："凡风湿一身尽痛，身重不可转侧。"言风湿病会导致身痛，但并不是说身痛必然是风湿病。

【译文】

如果发汗或泻下后，脉平和了，体温也正常了，但浑身肢体关节反而更加疼痛，就像挨了棍子，又像摔伤了，稍微动一动则痛苦号叫，这是因为经气虚了，气血运行和发挥作用都比较滞涩。三四天内，随着经气逐渐回转正常,痛也会逐渐止住,哪怕不用药也会自愈,如果错误地引用经典中的句子,认为"这是风湿两种邪气互相作用,使人浑身都痛,不能转动身体",于是用疏风胜湿的方剂,身痛反而加剧,被这样的治法耽误的人太多了。

伤寒传胃,即便潮热谵语,下之无辞①。今时疫初起,便作潮热,热甚亦能谵语,误认为里证,妄用承气,是为诛伐无辜②。不知伏邪附近于胃,邪未入腑,亦能潮热,午后热甚,亦能谵语,不待胃实而后能也。假令常疟③,热甚亦作谵语。瘅疟不恶寒④,但作潮热。此岂胃实者耶?以上似里证,误投承气,里气先虚,及邪陷胃,转见胸腹胀满,烦渴益甚,病家见势危笃,以致更医,医见下药病甚,乃指大黄为砒毒,或投泻心⑤,或投柴胡枳桔⑥,留邪在胃,变证日增,神脱气尽而死。向则不应下而反下之,今则应下而反失下,盖因表里不明,用药前后失序之误。

【注释】

①下之无辞:用泻下的方法是没有疑问的。

②诛:因有罪而杀之。伐:因对方有罪过而前去讨伐。

③常疟:寻常的疟疾。

④瘅疟:即纯热不寒的疟疾。瘅,热气盛。

⑤泻心:即泻心汤,药味组成为:大黄、黄连、黄芩等,具有泻火燥湿之功效。

⑥柴胡枳桔:即柴胡枳桔汤。药味组成为:麻黄、杏仁、桔梗、枳壳、柴胡、黄芩、半夏、知母、石膏、干葛、甘草。主治伤寒胸胁痛,潮热作渴,咳痰气喘。

【译文】

伤寒传到胃腑后，马上就会有潮热、说胡话的症状，要用泻下的方法，这是不用说的。现在瘟疫病刚刚起来，就出现潮热，热到了一定的程度也会说胡话，如果误认为是里证，错误地使用了承气汤，那就好比杀伐无罪之人。殊不知，伏邪在胃附近，还没有进入胃腑的时候，也能使人产生潮热，即午后热势加重，而且也能使人说胡话，不需要等到肠胃中有实邪。如果是平常的疟疾，热到一定程度也会使人说胡话。瘅疟不怕冷，只有潮热。这些难道都是肠胃中有实邪吗？以上这些症状，都类似里证，如果错误地使用了承气汤，在里之气就会先亏虚，到了邪气陷入胃中，转而出现胸腹胀满，心烦口渴加剧的时候，病家见到病势危重了，就会换一个医生，后来的医生见到用泻下药病情加重，必然认为大黄用错了，要么用泻心汤，要么用柴胡枳桔汤，使邪气滞留在胃，各种新症状日渐增加，最后使人神气耗尽而死。以前不应该泻下，而反用下法，现在则应该泻下而又没有泻下，都是因为医生没有弄明白病邪在表还是在里，在用药上失去了先后次第。

论食

【题解】

这是关于瘟疫病中进食问题的一个总结。一直以来，在医家和病家中总能形成一些关于饮食的绝对做法：如一旦患病即绝食，企图饿死病邪；或一旦患病即当加强营养，企图增强体质；或一旦病愈胃口开了，就大吃大喝。其实，这些做法都不可取，病中饮食，必须顺其自然，又当结合病情，循序渐进。能食则不可绝食，不思饮食则不可强与，病后思食亦不可多与，胃气若伤则当休养生息，中气不苏则以粥和之，脾胃久亏则以人参补益。任何违逆自然、生搬硬套的做法，都不是医学应该有的。

时疫有首尾皆能食者，此邪不传胃，切不可绝其饮食，但不宜过食耳①。

有愈后数日微渴微热，不思食者，此微邪在胃，正气衰弱，强与之，即为食复②。

有下后一日，便思食，食之有味，当与之，先与米饮一小杯，加至茶瓯③，渐进稀粥，不可尽意，饥则再与。如忽加吞酸④，反觉无味，乃胃气伤也，当停谷一日，胃气复，复思食也，仍如渐进法。

有愈后十数日，脉静身凉，表里俱和，但不思饮食者，此中气不苏⑤，当与粥饮迎之，得谷后即思食觉饥。久而不思食者，一法以人参一钱，煎汤与之，少引胃气，忽觉思食，便可勿服。

【注释】

①过食：过量饮食。

②食复：病愈后，因饮食失节而致病复发。

③瓯（ōu）：比杯子稍大的一类容器，用于盛放茶、酒、油等。

④吞酸：指酸水泛上，激于咽喉之间，未及吐出又吞咽下去。

⑤中气不苏：指脾胃之气尚未活跃起来，常表现为不思饮食。

【译文】

时行瘟疫，有人自始至终都能吃得下饭，这是邪气还没有传到肠胃，切不可断绝其饮食，只是不要吃得太过。

有人病愈几天后微微有些口渴发热，不想吃东西，这是稍微有些邪气在肠胃，正气衰弱了，如果强行给他吃，就会出现食复。

有人泻下后一天，就开始吃东西，而且吃得津津有味，这应该给他吃，开始给一小杯米汤，吃了没问题，然后给稍大碗的米汤，渐渐喝些稀粥,不能想吃多少就给多少,一定要等有饥饿感时再给。如果忽然出现吞酸,反而觉得吃东西没有胃口,则是伤了胃气,应该停食谷物一天,等胃气恢复,再次想吃东西时再给,依然用前面循序渐进的方法。

有人病愈后十几天,脉象平和,体温正常,体表体内都安好,就是不想吃东西,则是因为脾胃之气还没有苏醒,应该先给一些稀粥或米汤,得了谷物的冲和之气,人就渐渐想吃饭,而且有饥饿感了。如果很久以来都不想吃东西,还有一个方法,用人参一钱,煎汤给他喝,稍微振奋一下胃气,人就会马上想吃饭,人参也就不要服用了。

论饮

【题解】

这是瘟疫病中关于饮水问题的总结。饮水,可以清内热,可以补津液,在治病过程中非常重要。饮水也没有固定原则,要看具体情况而定,尤其不可过量。饮水过量则造成停饮,方用四苓汤,从五苓散化裁而来,无表邪则去桂枝,恐壅中则去白术而用陈皮以促进中焦运化,每味药的去留都有其道理,不是照搬古人方剂,这才叫善用仲景方。

烦渴思饮,酌量与之。若引饮过多,自觉水停心下,名停饮,宜四苓散最效。

如大渴思饮冰水及冷饮,无论四时皆可量与。盖内热之极,得冷饮相救甚宜。能饮一升,止与半升,宁使少顷再饮。至于梨汁、藕汁、蔗浆、西瓜皆可备不时之需。如不欲饮冷,当易百滚汤与之[①],乃至不思饮,则知胃和矣。

四苓汤

白茯苓二钱　泽泻一钱五分　猪苓一钱五分　陈皮一钱

取长流水煎服^②。

古方有五苓散^③，用桂枝者，以太阳中风^⑤，表证未罢，并入膀胱，用四苓以利小便，加桂枝以解表邪，为双解散^⑤，即如少阳并于胃，以大柴胡通表里而治之^⑥。今人但见小便不利，便用桂枝，何异聋者之听宫商^⑦？胃本无病，故用白术以健中，今不用白术者，疫邪传胃而渴，白术性壅，恐以实填实也。加陈皮者，和中利气也。

【注释】

①百滚汤：反复煮沸后的水。

②长流水：指流动了很长时间和距离的水，江河中的水，即长流水。

③五苓散：出自东汉张仲景《伤寒论·辨太阳病脉证并治中第六》。能温阳化气，利水渗湿。药味组成为：猪苓、茯苓、白术、泽泻、桂枝。

④太阳中风：太阳经感受风邪，是太阳表证的一个证型，主要症状有头项强痛、恶风、发热、汗出、脉浮缓等，属表虚证。

⑤双解散：此处指五苓散，能使邪从小便而出，且从表散，所以叫双解。

⑥大柴胡：即大柴胡汤，出自《伤寒论·辨太阳病脉证并治中第六》。为表里双解剂，能和解少阳，内泻热结。药味组成为：柴胡、黄芩、大黄、枳实、半夏、白芍、大枣、生姜。

⑦聋者之听宫商：在此比喻不明医理而套用方药。宫商，古代音律中宫商角徵羽五音，宫商用来泛指音乐。

【译文】

病人心烦口渴，想喝水，应该适量给他喝。如果喝得过多，自己觉得胃中有水停留，叫停饮，用四苓散最有效。

如果大渴，想喝冰水或冷饮，不管春夏秋冬，都可以酌量给予。因为内热到了极点,喝凉水来救急,是很合适的。但能喝一升,只能给半升,宁可隔一会儿再给。至于梨汁、藕汁、甘蔗汁、西瓜,都可以有,以备不时之需。如果不想喝凉的,也可以改用反复烧开后冷却的温水,喝到不想喝水的时候,就知道其胃中已经平和了。

四苓汤

白茯苓二钱　泽泻一钱五分　猪苓一钱五分　陈皮一钱

取长流水,煎服。

古方有五苓散,其中之所以用桂枝,是因为足太阳膀胱经受风,表证还没有解除,邪气又进入膀胱,导致小便不利,用四苓散以利小便,加桂枝以解在表的邪气,为表里两解。就像少阳经受寒同时又传入胃,所以以大柴胡汤来治,以通表里。现在的人只要见到小便不利,就用桂枝,这跟耳聋之人听音乐有什么两样?肠胃本来没有受邪,所以五苓散用白术来健脾,现在不用白术,是因为疫邪传入肠胃,人出现了口渴,白术有壅滞之性,恐气壅滞实邪,所以去掉,另加陈皮,以和脾胃,且使其气更顺畅。

损复

【题解】

疾病对人体会有损伤,随着疾病的恢复,身体也会恢复。损伤和恢复是有次第的,最表浅、最柔脆的部分会先损伤,也会先恢复。此外,男子气先损,女子气先复。在恢复的过程中,如果气复而血未复,则可能出现浮肿,随着血分的恢复,浮肿会自行消退,不可用行气消肿的方法治疗。明辨损复的规律,有助于把握病情的来龙去脉。

邪之伤人也,始而伤气,继而伤血,继而伤肉,继而伤筋,继而伤骨。邪毒既退,始而复气[①],继而复血,继而复肉,继而复筋,继而复骨。以柔脆者易损,亦易复也。

天倾西北，地陷东南②，故男先伤右，女先伤左③。及其复也，男先复左，女先复右。以素亏者易损，以素实者易复也。

【注释】

①复：恢复。

②天倾西北，地陷东南：语出《淮南子·天文训》"昔者共工与颛顼争为帝，怒而触不周之山，天柱折，地维绝，天倾西北，故日月星辰移焉；地不满东南，故水潦尘埃归焉。"西北的天空因为失去了支撑而渐渐向西面倾斜，如此一来，天上的太阳、月亮和星辰开始往西北移动，这是日月星辰的走势；而东南的大地渐渐倾斜，呈现东南低陷的地势，于是百川向东归海。这反映了中国的大致地貌。在此则以天地之不足，类比男女在气血上的盈亏。

③男先伤右，女先伤左：左、右，在这里既指身体的左右部分，也指气血和与气血有关的东西。中医认为左主血，右主气。

【译文】

邪气伤人，起初是伤气，继而伤血，继而伤肉，继而伤筋，继而伤骨。邪毒退了之后，起初是气恢复，继而血恢复，继而肉恢复，继而筋恢复，继而骨恢复。因为身体上越是柔脆的东西就越容易损伤，也越容易恢复。

天不满西北，地不足东南。所以男子先伤右侧，即先伤气，女子先伤左侧，即先伤血。等到恢复的时候，男子先恢复左侧，即先恢复血，女子先恢复右侧，即先恢复气。因为平素亏虚的部分容易损伤，而平素健旺的部分容易恢复。

严洪甫正①，年三十，时疫后，脉证俱平，饮食渐进，忽然肢体浮肿，别无所苦，此即气复也。盖大病后，血未盛，气暴复，血乃气之依归②，气无所依，故为浮肿。嗣后饮食渐加，浮肿渐消。若误投行气利水药，则谬矣。

【注释】

①严洪甫正：即严洪甫的妻子。正，古人尊称他人的妻子为"令正"或"正"。文渊阁《四库全书》本作"严正甫"，是男性名字，而其气先复，系女子特征，故从曹炳章《中国医学大成》本，改作"严洪甫止"。

②血乃气之依归：气为血之帅，血为气之母。血能载气，无形之气依附于有形之血。

【译文】

严洪甫的妻子，三十岁，患时行瘟疫病愈后，脉象和症状都平复了，饮食也逐渐增加。忽然出现肢体浮肿，没有其他不适，这就是气恢复了。大病之后，血还没能充盛，气猛然恢复，血是气的依附，现在气无所依附，所以出现浮肿。后来饮食逐渐增加，浮肿也渐渐消退。如果因为浮肿而用行气利水的药，就错了。

张德甫，年二十，患噤口痢①，昼夜无度，肢体仅存皮骨。痢虽减，毫不进谷。以人参一钱煎汤，入口不一时，身忽浮肿，如吹气球之速，自后饮食渐进，浮肿渐消，肿间已有肌肉矣。

【注释】

①噤口痢：亦称禁口痢，指患痢疾而见饮食不进，或食入即吐者。为痢疾中的重症。

【译文】

张德甫，二十岁，得了噤口痢，白天晚上要跑无数次厕所，肢体瘦得只剩下皮包骨。经过治疗后，下痢虽然减少了，但一点东西都吃不下去。用人参一钱煎汤，喝下去不到一个时辰，忽然身体浮肿，像吹气球那么快,从此以后,饮食逐渐增加,浮肿也渐渐消退,肌肉也生出来了。

若大病后,三焦受伤^①,不能通调水道,下输膀胱,肢体浮肿,此水气也,与气复悬绝^②,宜金匮肾气丸及肾气煎^③,若误用行气利水药,必剧。凡水气,足冷,肢体常重;气复足不冷,肢体常轻为异。

【注释】

①三焦:《黄帝内经·素问·灵兰秘典论第八》:"三焦者,决渎之官,水道出焉。"虽然历代医家对三焦为何物的理解不尽相同,但其有通调水道的作用是无人置疑的。

②悬绝:相差极远,差别甚大。

③金匮肾气丸:源于东汉张仲景《金匮要略·中风历节病脉证并治第五》中"崔氏八味丸"和《金匮要略·妇人杂病脉证并治第二十二》中"肾气丸"。药味组成为:地黄、山药、山茱萸、茯苓、牡丹皮、泽泻、桂枝、附子、牛膝、车前子。有温补肾阳、化气行水的功效。用于肾虚水肿,腰膝酸软,小便不利,畏寒肢冷。肾气煎:即金匮肾气丸的煎剂。

【译文】

如果是大病后,三焦受伤,不能通调水道而使水气往下输送到膀胱,导致肢体浮肿,这是水气病,与气的恢复完全不同,宜用金匮肾气丸或其煎剂,如果误用行气利水的药,必然加重病情。凡是水气病,必然脚冷,肢体也往往沉重;如果是气在恢复,则脚不冷,肢体越来越轻快。这是其不同之处。

俞桂玉室,年四十,时疫后四肢脱力,竟若瘫痪,数日后右手始能动,又三日左手方动。又俞桂冈子室所患皆然。

【译文】

俞桂玉的妻子,四十岁,时行瘟疫后四肢忽然没有力气,就像瘫痪了一样,几天后,右手开始能动,又过了三天,左手才能够动。还有,俞桂冈的儿媳所出现的症状也是这样。

标本

【题解】

病有标本,标是表象,本是个根本。古人云:"治病必求其本。"这是根本原则。比如瘟疫,邪是本,热是标,如果不逐出其邪,仅仅清热,则是治标,必然无效。又云:"急则治标,缓则治本。"这也是一个原则,但有时又不可拘泥。

诸窍乃人身之户牖也。邪自窍而入,未有不由窍而出。《经》曰①:未入于腑者,可汗而已,已入于腑者,可下而已。麻徵君复增汗、吐、下三法②,总是导引其邪,打从门户而出,可为治法之大纲,舍此皆治标云尔。

今时疫首尾一于为热,独不言清热者,是知因邪而发热,但能治其邪,不治其热而热自已。夫邪之与热,犹形影相依,形亡而影未有独存者。若以黄连解毒汤、黄连泻心汤③,纯乎类聚寒凉,专务清热,既无汗、吐、下之能,焉能使邪从窍而出?是忘其本徒治其标,何异于小儿捕影④?

【注释】

①《经》:此处指《黄帝内经》。此处是大致引用,并非完整原文。

②麻徵君:即麻九畴(1183—1232),字知幾,号徵君,金代文人、医

家。师从张子和。

③黄连解毒汤：药味组成为：黄连、黄芩、黄柏、栀子。有清热解毒之
功效，主治三焦火毒证。黄连泻心汤：药味组成为：黄连、山栀、荆
芥、黄芩、连翘、木通、薄荷、牛蒡子、甘草。有清热祛心火的作用。

④小儿捕影：小孩子玩捉影子的游戏。比喻忘了本质而专注于表面
的现象。

【译文】

各种孔窍，是人身体的门窗，邪气从这些孔窍而进入，都要从这些孔窍出去。《黄帝内经》说：邪气还没有进入肠胃的，可以用发汗的方法而治愈；已经进入肠胃的，可以用泻下的方法而治愈。麻徵君又增加为汗、吐、下三法，总之都是导引邪气从这些门窗而出的，可以作为治法的大纲，除此之外，都是治标而已。

现在时行瘟疫自始至终都是热象，唯独不说清热，是因为我们知道，这是因为有邪才发热的，只要能治其邪，哪怕不治其热，热也会自己退去。邪和热，就像形影相依，形体没有了，影子岂能单独存在？如果用黄连解毒汤、黄连泻心汤，单纯地把这些寒凉药物类聚起来，专门用于清热，既没有汗、吐、下的作用，怎么能够使邪从孔窍出来呢？这样忘掉病的本，只治病的标，与小儿捕捉影子有什么不同呢？

行邪伏邪之别

【题解】

邪气走动，是为行邪，若潜伏不动，则为伏邪。行邪易治，伏邪难疗。伏邪在潜伏时无法治疗，必须行起来，发为一些症状，才能因势利导地排出体外。但经过一番潜伏，伏邪虽然能行动，也未免拖泥带水，往往不能一次性排尽。因此，瘟疫的治疗，只要辨明邪势，方向明确，就能胜算在握。

凡邪所客,有行邪^①,有伏邪^②,故治法有难有易,取效有迟有速。

假令行邪者,如正伤寒始自太阳^③,或传阳明,或传少阳,或自三阳入胃,如行人经由某地,本无根蒂^④,因其浮游之势,病形虽重,若果在经,一汗而解,若果传胃,一下而愈,药到便能获效。

【注释】

①行邪:指侵犯人体后能及时发病或传变而不潜伏的病邪。

②伏邪:侵入人体后不随即发病,而是伏藏于体内的病邪。

③正伤寒:指冬季感受寒邪后马上发病,出自明代陶华《伤寒全生集》,这是狭义的伤寒。

④无根蒂:即无法附着。根蒂,植物通过根附着于土地,花通过花蒂附着于植物。

【译文】

凡是外邪侵犯人体,有行邪,有伏邪,所以治法有难有易,见效也有慢有快。

如果是行邪,就像冬令感受寒邪而发病的正伤寒,从太阳病开始,要么传入阳明经,要么传入少阳经,要么从三阳经而传入肠胃,就像行人从某地走过,本来无法附着,因为它是浮游着的,病情虽然重,但如果在经,一发汗就外解了;如果传到肠胃,一泻下就痊愈了。药用下去,就能见效。

先伏而后行者,所谓温疫之邪,伏于膜原,如鸟栖巢,如兽藏穴,荣卫所不关^①,药石所不及^②。至其发也,邪毒渐张^③,内侵于腑,外淫于经,荣卫受伤,诸证渐显,然后可得而治之。方其浸淫之际，邪毒尚在膜原，此时但可疏利，使伏邪易出。邪毒既离膜原，乃观其变，或出表，或入里，然后可导邪而去，邪尽方愈。初发之时，毒势渐张，莫之能御，其时不惟不能即瘳其疾④，而病证日惟加重，病家见症反增，即欲更医，医家不解，亦自惊诧，竟不知先时感受，邪甚则病甚，邪微则病微。病之轻重，非关于医，人之生死全赖药石。故谚有云："伤寒莫治头，劳怯莫治尾⑤。"若果正伤寒，初受于肌表，不过在经之浮邪，一汗即解，何难治之有？盖指温疫而设也。所以疫邪方张之际，势不可遏，但使邪毒速离膜原便是，治法全在后段工夫，识得表里虚实，更详轻重缓急，投剂不致差谬，如是可以万举万全，即使感受之最重者，按法治之，必无殒命之理。

【注释】

①不关：与之不相关。

②药石所不及：即药物不能到达病处，用药不能起到很好的效果。药石，即药剂和砭石，尤其用于泛指药物。

③邪毒渐张：邪毒渐渐显现出来。

④瘳（chōu）：治愈。

④伤寒莫治头，劳怯莫治尾：指治愈有伏邪的外感病需要一个过程，在刚开头治疗不会马上见到效果；而虚劳之类的病症，越治疗到后面会越复杂，所以，医生不要在病尾接手。劳怯，阴虚内热性质的虚劳病证。

【译文】

先伏后行，就是说，温疫之邪潜伏在膜原，就像鸟栖息在巢里，像野兽藏在洞穴里，跟营卫没有关系，药力也无法到达。等到它发病，邪毒才渐渐显现出来,往内入侵肠胃,往外则浸淫于经脉,使营卫受伤,各种症状逐渐显现,然后才能有办法治疗。当它还在酝酿的时候,邪毒还在膜原,这时候只能疏利,使伏邪容易出去。邪毒离开膜原后,就要看它的变化,要么往表走,要么往里走,然后可以把邪气引导出去,邪气除尽后,病才能好。刚发病的时候,邪毒的势力逐渐显现,没有什么能够抵挡,这时,不但不能指望其病症马上好,而且往往会越治越重,病家看到症状反而加重,想立即更换医生,医生也不理解,自己也害怕,不知道他之前感受的邪气重则发病重,邪气轻则发病轻。病的轻重,跟医生治疗无关;人的生死,全靠用药。所以谚语说:"伤寒莫治头,劳怯莫治尾。"如果只是伤寒,刚开始伤了肌表,不过是在经脉上的浮游之邪,一发汗就解除了,有什么难的呢? 殊不知这里的伤寒指的是温疫。所以,疫邪刚刚肆虐的时候,势不可遏,只要使邪毒赶紧离开膜原就可以了,治疗的方法,全在后面的部分见功夫。要认识表里虚实,更要清楚轻重缓急,用药下去才不至于有差错,这样才能看一个好一个,即使是感受邪气最重的,按照正确的方法来治疗,也一定不会死。

　　若夫久病枯削,酒色耗竭,耆耄风烛者^①,此等已是天真几绝,更加温疫,自是难支,又不可同日而语矣。

【注释】

　　①耆耄(qí mào):泛称高年之人。耆,指六十岁以上的老人。耄,指八九十岁的老人。风烛:风中之烛,随时可能熄灭,比喻老人随时可能死亡。

【译文】

　　如果是病久了干枯瘦削,或者酒色把身体耗尽了,或者是七老八十风烛残年,这些都是天数将近,真精将要耗尽,再加上得了温疫,当然无法支撑,这样的人死又另当别论。

应下诸证

【题解】

当邪气传入肠胃系统，则当泻下。那么，到底哪些症状提示邪气已经进入肠胃系统而应该泻下呢？本篇就是一个总结和罗列。每段开头即列一条应当泻下的症状，后附简要解释。

舌白苔渐变黄苔

邪在膜原，舌上白苔；邪在胃家，舌上黄苔，苔老变为沉香色也。白苔未可下，黄苔宜下。

【译文】

舌上的白苔逐渐变成黄苔

邪在膜原的时候，舌头上是白色的舌苔；邪在肠胃，舌头上是黄色的舌苔，继而舌苔变老，呈现沉香般的颜色。白苔不可以泻下，黄苔可以泻下。

舌黑苔

邪毒在胃，薰腾于上，而生黑苔。有黄苔老而变焦色者，有津液润泽作软黑苔者，有舌上干燥作硬黑苔者，下后二三日，黑皮自脱。又有一种舌上俱黑而无苔，此经气，非下证也，妊娠多见此，阴证亦有此[1]，并非下证。下后里证去，舌尚黑者，苔皮未脱也，不可再下，务在有下证方可下。舌上无苔，况无下证，误下舌反见离离黑色者危[2]，急当补之。

【注释】

①阴证：属阴的病证，往往表现为各种寒象，或各种机能减退。

②离离：在这里是隐隐的意思。

【译文】

舌苔黑色

邪毒在肠胃，热气蒸腾，往上熏，就会生出黑色的舌苔。有的是黄色舌苔变老而出现烧焦的颜色，有的是舌上津液润泽而舌苔又黑又软，有的是舌头上干燥而舌苔又黑又硬，泻下后两三天，舌头表面的黑色就会脱落。又有一种舌头上都是黑色但是没有苔，这是经气上的问题，不是可以泻下的，怀孕期间多见这种情况，有些阴证也会有这种情况，都不是可以泻下的病证。泻下后，在里的病症都消失了，但舌头还是黑的，这是因为舌面的黑皮还没有脱落，不可再用泻下，必须在有泻下证的时候才能用泻下法。如果舌头上没有苔，也没有可以泻下的病证，错误的使用了泻下的方法，反而出现舌上微微黑色，这就危险了，必须马上进补。

舌芒刺

热伤津液，此疫毒之最重者，急当下。老人微疫无下证，舌上干燥易生苔刺，用生脉散①，生津润燥，芒刺自失。

【注释】

①生脉散：出自唐代孙思邈《千金方》。药味组成为：人参、麦门冬、五味子。能益气生津，敛阴止汗。

【译文】

舌头上出现芒刺

热邪伤了津液，这是瘟疫之中邪毒最重的，应当赶紧泻下。如果是老人感染了一些轻微的疫邪，没有其他应当泻下的症状，舌上干燥，舌苔也容易生出芒刺，用生脉散，生津润燥，芒刺自然消失。

舌裂

日久失下,血液枯极,多有此证。又热结旁流^①,日久不治,在下则津液消亡,在上则邪火毒炽,亦有此证,急下之,裂自满。

【注释】

①热结旁流:因为燥屎坚结于里,胃肠欲排不能,逼迫津液从燥屎旁流下。

【译文】

舌裂

应当泻下却很久都没有用泻下的方法,血和津液干枯到了极点,往往出现这个症象。又,热结旁流,如果长时间不治疗,则津液都往下泻走了,邪火和热毒则往上熏蒸,也会出现这种症象,需要赶紧用泻下的方法,舌裂自然会填满。

舌短、舌硬、舌卷

皆邪气胜,真气亏,急下之,邪毒去,真气回,舌自舒。

【译文】

舌短、舌硬、舌卷

都是邪气过旺,真气虚亏,要赶紧泻下,邪毒去掉了,真气恢复了,舌头自然舒展。

白砂苔

舌上白苔,干硬如砂皮,一名水晶苔,乃自白苔之时,津液干燥,邪虽入胃,不能变黄,宜急下之。若白苔润泽者,邪在膜原也，邪微苔亦微，邪气盛，苔如积粉^①，满布其舌，犹未可下，久而苔色不变，别有下证，服三消饮^②，次早舌即变黄。

【注释】

①积粉：堆积的粉末。

②三消饮：详见"表里分传"条。药味组成为：槟榔、草果、厚朴、白芍、甘草、知母、黄芩、大黄、葛根、羌活、柴胡。即达原饮加大黄以泻下，加葛根、羌活、柴胡以散三阳经热邪。

【译文】

白砂苔

舌头上虽是白苔，但又干又硬，像一层砂纸，又叫水晶苔，这是因为舌苔还是白色的时候，津液就干燥了，邪虽然到了肠胃，但舌苔无法变黄，这种情况也应赶紧泻下。如果白色舌苔是润泽的，是邪在膜原，邪气微弱，舌苔也不明显，邪气盛，舌苔就像堆积的粉，满满地布满舌头，还不能泻下，久而久之，舌苔的颜色不变，还有泻下证，服用三消饮，第二天早上舌苔就会变黄。

唇燥裂、唇焦色、唇口皮起、口臭、鼻孔如烟煤

胃家热，多有此证，固当下。唇口皮起，仍用别证互较。鼻孔煤黑，疫毒在胃，下之无辞。

【译文】

嘴唇干燥开裂、嘴唇呈现烧焦的颜色、嘴唇口干皮揭起、口臭、鼻孔如烟煤

肠胃系统热邪过盛，多有这些症状，肯定应当泻下。嘴唇口干皮揭起，是否应当泻下，还需要有其他症状互相参照。鼻孔像煤一样黑，是瘟疫的邪毒在肠胃，不用说，必须泻下。

口燥渴

更有下证者，宜下之，下后邪去胃和渴自减。若服花粉、门冬、知母①，冀其生津止渴，殊谬②。若大汗，脉长洪而渴，未可下，宜白虎汤③，汗更出，身凉渴止。

【注释】

①门冬：即天门冬和麦门冬，都是甘寒润燥的药物。

②殊谬：非常荒谬。

③白虎汤：出自东汉张仲景《伤寒论·辨太阳病脉证并治下第七》。
　　药味组成为：生石膏、知母、粳米、甘草。

【译文】

嘴里干渴

还有其他应该泻下的症状，宜泻下，泻下后，邪气没有了，胃中和，口渴自然减少。如果服用天花粉、天门冬、麦门冬、知母等药，希望它们能生津止渴，这就非常荒谬。如果大汗，脉象长洪而口渴，不可以泻下，宜用白虎汤，汗会出得更多，然后身凉渴止。

目赤、咽干、气喷如火、小便赤黑涓滴作痛、大便极臭、扬手踯足、脉沉而数①

皆为内热之极，下之无辞。

【注释】

①扬手踯足：手脚舞动，是热盛躁扰之象。

【译文】

眼睛发红、咽喉干、鼻子里气喷如火、小便赤黑色解出不畅且作痛、大便极臭、手足不自觉舞动、脉象沉而数

这些都是内热到了极点，应当泻下，不用说。

潮热、谵语

邪在胃，有此证，宜下。然又有不可下者，详载"似里非里"条下，又"热入血室"条下①，又"神虚谵语"条下。

【注释】

①热入血室：出自东汉张仲景《伤寒论·辨阳明病脉证并治第八》。指女性经期或产后感受外邪，邪热乘虚侵入血室，与血相搏所出现的病证。血室，历代医家见解不一，大抵指与女子行经相关的脏腑，如肝、冲脉和胞宫等。

【译文】

每到午后即发热，说胡话

邪在肠胃，有这组症状，宜泻下。然而又有不可以泻下的，详情记载在"似里非里"条中，又"热入血室"条中，又"神虚谵语"条中。

善太息①

胃家实，呼吸不利，胸膈痞闷，每欲引气下行故然。

【注释】

①善太息：指经常叹息。太息，即叹息。

【译文】

经常叹气

肠胃系统有实邪，呼吸不顺利，胸膈部位感觉痞满、胀闷，经常需要深呼吸以引气下行，所以会这样。

心下满、心下高起如块、心下痛、腹胀满、腹痛按之愈痛、心下胀痛①

以上皆胃家邪实，内结气闭，宜下之，气通则已。

【注释】

①心下：即胃中。后同。

【译文】

胃中有胀满感、胃中有块状凸起、胃中痛、腹部胀满、腹痛且越按越痛、胃中胀痛

以上都是肠胃系统有实邪，体内因郁结，气闭不痛，宜于泻下，气通了这些状况就没了。

头胀痛

胃家实，气不下降，下之头痛立止。若初起头痛，别无下证，未可下。

【译文】

头胀痛

肠胃系统有实邪，气不能下降，泻下后头痛马上停止。如果刚起病的时候出现头痛，没有其他应当泻下的症状，就不可以泻下。

小便闭

大便不通，气结不舒，大便行，小便立解，误服行气利水药，无益。

【译文】

小便闭塞

大便不通，气机郁结，不能舒展，大便一旦能畅解，小便也马上能解出来，如果错误地服用了行气利水的药物，没有好处。

大便闭,转屎气极臭

更有下证,下之无辞。有血液枯竭者,无表里证,为虚燥^①,宜蜜煎导及胆导^②。

【注释】

①虚燥:因血虚津枯引起肠道失养而形成的大便不畅。
②蜜煎导:导便法之一,用蜂蜜适量,在锅内熬煎浓缩,趁热取出,捻成如小指样的栓子,塞入肛门内。胆导:即猪胆导法,取少量猪胆汁和醋混匀,再用三四寸长竹筒一半纳入肠道,把胆汁灌进肛内,立刻能解下大便。

【译文】

大便闭塞,放出极臭的屁

如果还有其他可以泻下的病症,不用说当然应该泻下。有的人血和津液都有些枯竭了,没有表证,也没有里证,这是虚燥,可以用蜜煎导法和胆导法。

大肠胶闭

其人平素大便不实,设遇疫邪传里,但蒸作极臭,状如黏胶,至死不结,但愈蒸愈黏,愈黏愈闭,以致胃气不能下行,疫毒无路而出。不下即死,但得黏胶一去,下证自除,霍然而愈。

【译文】

大肠胶闭

这种人平日大便就不成形,如果遇到疫邪传到肠胃,粪便就会被蒸得极臭,形状像黏胶一样,至死都不结成硬块,只是越蒸越黏,越黏越闭,以致胃气不能下行,瘟疫之毒没有出路。如果不泻下,病人就死了;只要黏胶一去掉,泻下证自然没有,病就会痊愈。

协热下利、热结旁流

并宜下。详见"大便"条下。

【译文】

协热下利、热结旁流

都宜于泻下。详见本书"大便"条中。

四逆、脉厥、体厥^①

并属气闭,阳气郁内,不能四布于外。胃家实也,宜下之。下后反见此证者,为虚脱,宜补。

【注释】

①四逆:在此指四肢厥逆,即四肢冰凉。方药之中有四逆汤、四逆散,也是针对四肢发冷的症状,故名。脉厥:体内有大热,气道为热所闭,阳气不能鼓动血脉,以致脉微细甚至全无。详见"脉厥"条。体厥:体内有大热,气道为热所闭,阳气不能到达体表,以致脉微细、全身冰冷。详见本书"体厥"条。

【译文】

四肢逆冷、脉厥、体厥

这些都属于气道闭塞,阳气郁在体内,不能散布于外。肠胃系统有实邪,都宜于泻下。泻下后反而出现这些症状的,属于虚脱,应当进补。

发狂

胃家实,阳气盛也,宜下之。有虚烦似狂,有因欲汗作狂,并详见本条,忌下。

【译文】

发狂

这也是因为肠胃系统有实邪，阳热旺盛，所以宜于泻下。还有一种虚烦，看上去像是发狂，还有因为快要出汗也会使人狂躁，都详见本书相应篇章，忌泻下。

应补诸证

【题解】

本篇本应列举应当用补法的各种症状，但并没有像前篇那样逐一列举。因为瘟疫都是实邪，不能用补法；只有在兼有虚证的特殊情况下，才会用补药，而且往往要攻补兼施，极少纯用补法。用补法是有很多条件的，散见于本书各篇，所以，本篇就不予以强调了，以免后人拘泥于文字，滥用补法。篇中"凡用补剂，本日不见佳处，即非应补"等原则，都是经验之谈。

向谓伤寒无补法者，盖伤寒时疫，均是客邪，然伤于寒者，不过风寒，乃天地之正气①，尚嫌其填实而不可补②，今感疫气者，乃天地之毒气，补之则壅裹其毒，邪火愈炽，是以误补之，为害尤甚于伤寒，此言其常也。及言其变，则又有应补者，或日久失下，形神几脱，或久病先亏，或先受大劳，或老人枯竭，皆当补泻兼施。设因行而增虚证者，宜急峻补虚证散在诸篇，此不再赘。补之虚证稍退，切忌再补详见"前虚后实"。补后虚证不退，反加变证者危。下后虚证不见，乃臆度其虚，辄用补剂，法所大忌。

【注释】

①正气：指天地之间常有的气，是相对于疠气而言的。这里的正气，是风、寒、暑、湿、燥、火六气，六气过度，超出了人所承受的范围，则为六淫，也是邪气。

②填实：塞进使其充满，这里指伤寒犯表而成实证。

【译文】

之前我们说治疗伤寒没有补法，是因为伤寒和时行瘟疫，都是外邪导致的，但被寒所伤，不过是风寒，是天地之间的正气，尚且嫌它是实邪，不能进补，何况现在感受的瘟疫之气，是天地间的毒气，进补则把邪毒壅滞包裹住了，邪火更盛，所以错误地使用补法，产生的害处比伤寒用补法更甚，这是常规情况。说到其变数，则又有应当用补法的，或因应当泻下但很久都没有泻下，病人形神都快要垮了，或因事先就患病已久，或感受瘟疫之前就有过大的劳伤，或老人精血枯竭，都应当补泻兼施。如果因为泻下而虚证增加，则宜于马上峻补虚证散见在其他各篇，在此不赘述。补了以后，虚证稍微退去，就再也不能继续补了详细论述，见"前虚后实"条。如果补了以后虚证不退，反而出现更多变证，那就危险了。泻下后，如果虚证没有出现，就主观猜测病人是虚的，用补药，这是大忌。

　　凡用补剂，本日不见佳处，即非应补。盖人参为益元气之极品，开胃气之神丹，下咽之后，其效立见。若用参之后，元气不回，胃气不转者，勿谓人参之功不捷，盖因投之不当耳，急宜另作主张，若恣意投之，必加变证，变证加而更投之者死。

【译文】

　　凡是用补剂，当天不见改善，就不应当补。因为人参是补益元气的极品，是开胃气的妙药，喝下去后，效果会马上显现。如果用了人参后，元气和胃气都不回转，就不要说人参见效不快了，而是因为用得不恰当，这就需要另想办法，如果继续任意用人参，必然增加很多变证，出现更多变证却还在用人参，病人就只有死路一条了。

论阴证世间罕有

【题解】

温疫是感外邪而发，邪气遏郁气机，必然化火，因此，温疫多为阳证，阴证则世间罕有。但本篇标题及所论，似乎有些绝对，但这也是医学著述中常见的一种立论方法，意在强调某种观念，读者千万不可将其绝对化。比如，现在喜用附子的一派医者也说"阳证世间罕有"，逢病便说是阴寒。医家的这种观念源于他所接触的病种和患者群体。医生的医学理念限制了他的患者群体，其患者群体的偏向性又强化了他的医学理念，久而久之，难免偏于一隅，不得全体。此时，学医者不可不防。本书"阴证世间罕有"的理念，仅限于温疫。

伤寒阴阳二证，方书皆以对待言之。凡论阳证，即继以阴证，读者以为阴阳二证世间均有之病，所以临诊之际，先将阴阳二证在于胸次^①，往来踌躇，最易牵入误揣^②。甚有不辨脉证，但窥其人多畜少艾^③，或适在妓家，或房事后得病，或病适至行房，医问及此，便疑为阴证。殊不知病之将至，虽僧尼寡妇，室女童男^④，旷夫阉宦^⑤，亦皆有之，与房欲何与焉？即使多畜少艾，频宿娼妓，房事后适病，病适至行房，此际偶值病邪发于膜原，气壅火郁，未免发热，到底终是阳证，与阴证何与焉？况又不知阴证实乃世间罕有之病，而阳证似阴者何日无之？

【注释】

①胸次：即胸间，心里。

②误揣：错误判断。

③多畜少艾：指家中妻妾众多。少艾，指年轻美丽的女子。畜，同
　　"蓄"。养。

④室女童男：未结婚的女子和男子。

⑤旷夫：长期没有性生活的成年男子。

【译文】

　　伤寒有阴证和阳证，各种医书中都将其相对待而言。凡是论及阳证，接着就讨论阴证，读者以为阴证和阳证是世上均有的病，所以在看病的时候，先将阴证和阳证的概念放在心里，来回犹豫，最容易产生错误判断。甚至有不辨别脉象、症状，只要看见病家妻妾众多，或者正好在妓女家里，或者在房事后得病，或者刚患病时有过房事，医生问到这些，就怀疑是阴证。殊不知，当温疫来临的时候，哪怕和尚、尼姑、寡妇、处女、童男、没有房事的人、被阉的宦官，也都无法幸免，与房事有什么关系呢？哪怕是多有妻妾，频频嫖宿娼妓，房事后刚好得病，刚得病又行房，这时候正好遇见病邪发于膜原，气道壅滞，邪火郁闭，未免发热，到底都还是阳证，与阴证有什么关系呢？而且又不知道阴证实际上是世间罕见的病，而阳证看上去像是阴证的，又哪天没有呢？

　　究其所以然者，盖不论伤寒、温疫，传入胃家，阳气内郁，不能外布，即便四逆，所谓阳厥是也①。又曰，厥微热亦微，厥深热亦深。其厥深者，甚至凉过肘膝②，脉沉而微，剧则通身冰冷，脉微欲绝。虽有轻重之分，总之为阳厥。因其触目皆是，苟不得其要领，于是误认者良多，况且温疫每类伤寒，苟不得要领，最易混淆。夫温疫，热病也，从无感寒，

阴自何来？一也；治温疫数百人，才遇一正伤寒，二也；及治正伤寒数百人，才遇一真阴证，三也。前后统论，苟非历治多人，焉能一见？阴证岂非世间罕有之病耶？观今伤寒科盛行之医，历数年间，或偶得遇一真阴证者有之，又何必才见伤寒，便疑阴证，况多温疫，又非伤寒者乎？

【注释】

①厥：即厥逆，为阳气郁闭于里，不能外达，出现四肢冷、脉微细，甚至全身发凉之类的症状。

②凉过肘膝：四肢厥冷，先是手脚发凉，越严重则发凉部位越多，手凉过肘，脚冷过膝，就非常严重了。

【译文】

究其所以然，无论伤寒温疫，传入肠胃系统，阳气内郁，不能往外宣达，就会出现四肢逆冷，这就是所谓的阳厥。又说，厥逆之象轻微的，热邪也轻微；厥逆之象深重的，热邪也深重。厥逆深重的，甚至会出现手足发凉超过肘和膝，脉象沉而微，严重的甚至全身冰冷，脉微，就像要完全没有。虽然有轻重的差异，总之就是阳厥。因为这种病症到处都能看见，如果不得其要领，就会出现很多误判，况且温疫经常与伤寒类似，如果又不得要领，就最易混淆。温疫是热病，从来没有感受过寒邪，阴从哪里来呢？这是其一；治疗温疫数百人，才遇到一个真正的伤寒，这是其二；到了治疗真正的伤寒几百人，才能遇到一例真正的阴证，这是其三。综上所述，如果不是治疗了很多人，怎么能见到一次阴证呢？阴证怎么能是世间常有的病呢？看当今，在伤寒科上大行其道的医生，都有很多人在几年间才能遇到一例阴证，又何必一见到伤寒就怀疑是阴证，何况这是温疫，又不是伤寒呢？

论阳证似阴

【题解】

　　既然温疫中阴证世间罕有,但临床中确实能看到了很多阴证,如恶寒、脉细微,身凉等,又如何解释呢? 其实这是阳证似阴。如何判断? 本篇给出了一个便捷方法:看小便。这个方法同样适用于温疫之外的各类外感病或杂病。这就是所谓:"千方易得,一诀难求。"学医者尤当注意。

　　凡阳厥,手足皆冷,或冷过肘膝,甚至手足指甲皆青黑,剧则遍身冰冷如石,血凝青紫成片。或六脉无力,或脉微欲绝。以上脉证,悉见纯阴,犹以为阳证,何也? 及审内证^①,气喷如火,龈烂口臭,烦渴谵语,口燥舌干,舌苔黄黑或生芒刺,心腹痞满,小腹疼痛,小便赤色,涓滴作痛,非大便燥结,即大肠胶闭^②,非协热下利^③,即热结旁流^④。以上内三焦悉见阳证,所以为阳厥也。粗工不察内多下证^⑤,但见表证,脉体纯阴,误投温剂,祸不旋踵。

　　凡阳证似阴者,温疫与正伤寒通有之;其有阴证似阳者,此系正伤寒家事,在温疫无有此证,故不附载。详见《伤寒实录》。

【注释】

①内证:在里的症状。通过气喷如火、龈烂口臭等可以推知体内的热,所以这些症状皆为内证。而手足冷、身冷、指甲青黑,都是外在的症状,可以称为外证。二者是相对而言。

②大肠胶闭:大肠被溏粪胶粘闭塞。

③协热下利:表热入里而致泄泻。

④热结旁流：因肠中有粪坚结不能下行，稀便和水液从旁另辟通道
　排出。

⑤粗工：平庸、粗劣的医生。出自《黄帝内经·素问·移精变气论篇
　第十三》："粗工凶凶，以为可攻。故病未已，新病复起。"

【译文】

　　凡是阳厥，手脚都是冷的，有人手冷过了肘，脚冷过了膝，甚至手脚
爪甲都变成青黑色了；更厉害的，全身冰冷得像石头，血液凝结，身上一
片片青紫。有人六部脉都没有力度，甚至微细得都快要摸不到了。以上
脉象和症状，都完全是属阴的，我们却还认为是阳证，为什么呢？因为还
要看反映体内的症状：鼻子里喷出的气热得像火，牙龈溃烂、口臭、心烦
口渴、说胡话、口干舌燥，舌苔黄黑或生出芒刺，胸腹胀闷，小腹疼痛，小
便发红，解出量少而且作痛，不是大便燥结就是大肠胶闭，不是协热下利
就是热结旁流。以上症状，都是三焦的阳证，所以是阳厥。水平粗劣的
医生看不到其中有很多应当泻下的病证，只见到体表的症状，脉象是阴
脉，就误用温药，结果祸害马上就来了。

　　凡是看上去像阴证的阳证，温疫和真正的伤寒都有；也有看上去像
阳证的阴证，这是真正伤寒中才有的，温疫中则没有这个病症，所以不附
载。详见《伤寒实录》。

　　温疫阳证似阴者，始必由膜原以渐传里，先几日发热①，
以后四肢逆冷。

　　伤寒阳证似阴者，始必由阳经发热，脉浮而数，邪气自外
渐次传里，里气壅闭，脉体方沉，乃至四肢厥逆，盖非一日矣。

　　其真阴者②，始则恶寒而不发热，其脉沉细，当即四肢
逆冷，急投附子回阳，二三日失治即死。

　　捷要辨法，凡阳证似阴，外寒而内必热，故小便血赤③。
凡阴证似阳者，格阳之证也④，上热下寒，故小便清白⑤，但

以小便赤白为据，以此推之，万不失一。

【注释】

①先几日发热：开始几天有发热症状。

②真阴：这里指真正的阴证患者。

③小便血赤：小便颜色深黄，黄到一定程度，看上去就像是红色的，与尿血不同。

④格阳之证：指阴阳不能顺接，阴寒之气格拒阳气于上所表现出的病证或症候。

⑤小便清白：指小便无色清长，是寒象。此处的小便色白，并非乳白色，而是无色。

【译文】

温疫中看上去像是阴证的阳证，刚开始必从膜原逐渐往里传变，前几天是发热的，以后四肢逆冷。

伤寒病中看上去是阴证的阳证，刚开始必然从三阳经发热，脉象是浮而数的，邪气从外逐渐往里传，体内之气壅闭，脉象才变成沉的，然后四肢厥逆，这也不是一天形成的。

如果是真正的阴证，刚开始则怕冷但不发热，脉象是沉细的，马上就四肢发冷，要赶紧用附子挽回阳气，如果拖延两三天，就会死亡。

这里有个简单便捷的辨别方法：但凡阳证，哪怕看上去再像阴证，外有寒象，内必有热，所以小便往往红得像血一样。凡是阴证，看上去像阳证，其实是格阳，把阳气格拒在外了，于是上热下寒，小便清白。只要以小便是黄是清为依据，推断是阴证还是阳证，是万无一失的。

舍病治药

【题解】

本篇其实是一则医案，瘟疫病用了附子汤，居然有效。这类医案经常用于反驳"阴证世间罕有"之类的论断。但经过分析，吴又可指明，本案用附子汤是以前医误投寒凉为前提的。附子在此并不是治病，而是治药。只不过是医者歪打正着，才取得这个效果，因此不足为据。在治病的过程中，经常是需要治药的。治药，就是在挽回前医错误用药带来的损失。

　　尝遇微疫，医者误进白虎汤数剂^①，续得四肢厥逆，病势转剧，更医谬指为阴证，投附子汤^②，病愈。此非治病，实治药也^③，虽误认病原，药则偶中。医者之庸，病者之福也。盖病本不药自愈之证，因连进白虎寒凉剽悍，抑遏胃气，以致四肢厥逆，疫邪强伏，故病增剧，今投温剂，胃气通行，微邪流散，故愈。若果直中，无阳阴证^④，误投白虎，一剂立毙，岂容数剂耶？

【注释】

①白虎汤：药味组成为：生石膏、知母、粳米、甘草。

②附子汤：药味组成为：附子、茯苓、人参、白术、芍药。具有温经散寒之功效。

③治药：纠正不当用药引起的问题。

④无阳阴证：没有任何阳邪的纯阴证。

【译文】

　　曾经遇见过微小的疫症，医生误用了几剂白虎汤，接着出现了四肢厥逆发冷，疾病发展演变的趋势更不好，更换了医生后，又错误地认为是阴证，用附子汤，病竟然好了。这不是治病，而是治药。虽然诊断错了，但药却碰巧用对了。医者虽然平庸，病人却是有福。由于患的病本来是不用药也能自愈的病，因为接连用白虎汤，药性寒凉，药力剽悍，抑遏了胃气，以至于四肢逆冷，疫邪被强行压制下来，所以其病加剧，现在用温药,胃气通行开了,微微的邪得以流动,就散了,所以病愈。如果真的是寒邪直接伤人,没有任何阳邪的阴证,误用白虎汤一剂,人就死了,哪里容得了用好几剂呢?

舍病治弊

【题解】

本篇是一则医案。病人因误药,体内大热,即是一弊。自饮凉水,是救其弊,除弊兴利,也能病愈。治病的角度和方法有很多,切忌死守陈规,需要尊重自然。对于人体自身的渴求,尤其应当尊重。患者思饮冰水,是为了清热生津以自救,是人的本能提示的一种治疗方式,岂可禁止?

　　一人感疫,发热烦渴,思饮冰水。医者以为凡病须忌生冷,禁止甚严,病者苦索①,勿与。遂致两目火迸②,咽喉焦燥,不时烟焰上腾,昼夜不寐,目中见鬼无数,病剧苦甚,自谓但得冷饮一滴下咽,虽死无恨。于是乘隙匍匐窃取井水一盆,置之枕旁,饮一杯,目顿清亮,二杯,鬼物潜消,三杯,咽喉声出,四杯,筋骨舒畅,饮至六杯,不知盏落枕旁,竟尔熟睡。俄而大汗如雨,衣被湿透,脱然而愈。

【注释】

①苦索:苦苦索要。
②两目火迸:自我感觉两眼如有火喷射而出。

【译文】

有个人,感染了瘟疫,想喝冰水。医生认为,任何病都要禁忌生冷,所以禁得很严,病人苦苦索要,都不给。以至于病人觉得两眼冒火,咽喉干燥，感觉有烟火往上蹿，白天黑夜都睡不着，眼前见到很多鬼，病越来越严重，越来越痛苦，病人自己说哪怕喝一滴凉水，死了也不后悔。于是瞅了个机会爬出去偷了一盆井水，放在枕边。喝了一杯，眼睛马上清亮了；喝了两杯，眼前所见的鬼都消失了；喝了三杯，咽喉里能发出声音了；喝了四杯，肋骨舒畅；喝到第六杯的时候，不知不觉水杯掉落枕边，人睡着了。不一会儿，浑身大汗如雨，衣服被子都湿透了，其病霍然而愈。

　　盖因其人瘦而多火，素禀阳脏^①，始则加之以热，经络枯燥，既而邪气传表，不能作正汗而解^②，误投升散则病转剧，今得冷饮，表里和润，所谓除弊便是兴利，自然汗解，宜矣。更有因食，因痰，因寒剂，因虚陷，疾不愈者，皆当舍病求弊。以此类推，可以应变于无穷矣。

【注释】

①阳脏：阳脏和阴脏，用于形容人的体质。阳脏偏阳多火，阴脏偏阴多寒。

②正汗：正盛邪退而出的微汗。

【译文】

因为病人瘦而多火，平素是阳热体质，刚开始得病又有热，经络干枯，继而邪气传到体表，但无法通过出汗而解出，错误地用了升散的药，病转严重，现在喝了凉水，表里都得到润泽，这就是人们常说的，除弊就是兴利，自然汗出而解，当然可以。还有因为饮食，因为痰，因为误服寒凉药，因为气虚下陷，疾病不愈，都应当先不考虑病在哪里，而看看弊端在哪里。以此类推，可以应对无数种情况了。

论轻疫误治每成痼疾

【题解】

危重的疫证，症状明显，固然易识，但轻微的疫证，最容易被误认成其他杂病，从而误治，以至于迁延难愈，成为痼疾，即今之所谓后遗症。因此，光从病因或一两个症状就引经据典，做出诊断，看似辨证论治，仍难免被表象迷惑，还要知道疾病的来龙去脉，才能因势利导，尽除其邪，做到真正的痊愈。

凡客邪皆有轻重之分。惟疫邪感受轻者，人所不识，往往误治而成痼疾①。

【注释】

①痼（gù）疾：顽固而难以治愈的病。

【译文】

凡是外来的邪气侵犯人体，都有轻重之分。感受疫邪较轻的，人们不认识，往往误治，成为迁延难愈的痼疾。

假令患痢，昼夜无度，水谷不进，人皆知其危痢也；其有感之轻者，昼夜虽行四五度，饮食如常，起居如故，人亦知其轻痢。未尝误以他病治之者，凭有积滞耳①。至如温疫感之重者，身热如火、头疼身痛、胸腹胀满、苔刺、谵语、斑黄、狂躁②，人皆知其危疫也。其有感之浅者，微有头疼身痛，午后稍有潮热，饮食不甚减，但食后或觉胀满，或觉恶心，脉微数，如是之疫，最易误认。即医家素以伤寒温疫为大病，今因证候不显③，多有不觉其为疫也。且人感疫之际，来而不觉，既感不知，最无凭据。又因所感之气甚薄，发时又现证不甚①，虽有头疼身痛，而饮食不绝，力可徒步，又焉得而知其疫也？

【注释】

①积滞：指痢疾解下的脓冻状物，是体内积滞导致的。

②斑黄：即发斑或发狂，是瘟疫中常见的现象。

①证候：指一组症状。

【译文】

假设患了痢疾，白天黑夜不停地拉，饮食无法入口，人们都知道这是痢疾的危重症；也有感邪轻的，一昼夜拉四五次，饮食起居都跟以前一样，人们也都知道是轻度的痢疾。不会当成其他病来治，因为根据病人会拉出积滞之物，就可以判断。到了温疫，感邪重的，身热如火，头疼身痛，胸腹胀满、舌苔芒刺、说胡话、发斑发黄、狂躁，人们都知道这是危重症。其中感邪轻浅的，微微有些头疼身痛，午后稍有潮热，饮食不太减少，但吃完饭后，要么觉得发胀，要么觉得恶心，脉象微数，像这样的疫病，最容易误诊为其他病。因为医家一直以为伤寒、温疫是大病，现在因为证候不明显，往往就不觉得它是温疫了。而且人在感染疫病的时候，是没有知觉的，感染了都不知道，最没有凭据。又因为所感染的疫气较轻浅，所以发病的时候症状也不是很严重，虽然有头疼身痛，但饮食如常，还有气力可以走路，又哪里知道这是疫病呢？

病人无处追求，每每妄诉病原，医家不善审察，未免随情错认。有如病前适遇小劳，病人不过以此道其根由，医家不辨是非，便引东垣劳倦伤脾①，元气下陷，乃执"甘温除大热"之句②，随用补中益气汤③，壅补其邪，转壅转热，转热转瘦，转瘦转补，多至危殆。

【注释】

①东垣：即李杲（1180—1251），字明之，晚年自号东垣老人。真定（今河北正定）人。"金元四大家"之一，代表著述有《内外伤辨惑论》《脾胃论》等。劳倦伤脾：即李东垣著作中涉及的病证。

②甘温除大热：用温补类的药物治疗气虚或者血虚引起的热证。其思想来源于《黄帝内经》：劳者温之，损者益之，盖温能除大热。李东垣据此开创了用补中益气类方剂除热的治疗方法。

③补中益气汤：出自金代李东垣（杲）《内外伤辨惑论》。具有补中益气、升阳举陷之功效。药味组成为：黄芪、白术、人参、甘草、陈皮、当归、升麻、柴胡。

【译文】

病人无处追寻病因，每每在主诉中乱说，医家不善于审察，也未免随着病人主诉的情形而做出错误判断。如得病之前恰好有些小小的劳累，病人只不过在说明疾病由来的时候提到，医家就不辨是非，引用李东垣劳倦伤脾、元气下陷之说，执着于"甘温除大热"的说法，用补中益气汤，一补气就壅滞了邪，越壅滞越热，越热人就越瘦，人越瘦医生就越补，多数都弄到病危。

或有妇人患此，适逢产后，医家便认为阴虚发热，血虚身痛，遂投四物汤及地黄丸①，泥滞其邪，迁延日久，病邪益固，邀遍女科，无出滋阴养血，屡投不效，复更凉血通瘀，不知原邪仍在，积热自是不除，日渐尪羸②，终成废瘵③。

【注释】

④四物汤：出自宋代《太平惠民和剂局方》，能养血调血。由当归、川

芎、芍药、地黄四味药组成，故名四物汤。地黄丸：即六味地黄丸，能补益肾阴。由熟地黄、山萸肉、干山药、泽泻、丹皮、白茯苓六味药组成。

②尪羸（wāng léi）：体瘦，虚弱。

③废痿：肌肉萎缩或肢体瘫痪。

【译文】

或者有妇人患疫病，恰逢产后，医家就认为是阴虚发热，血虚身痛，于是用四物汤和六味地黄丸，滋腻了邪气，拖延的时间长了，病邪更加顽固，请遍了女科医生，开的方子不外乎滋阴养血，屡用无效，又用凉血通瘀，不知道原来的邪气仍然在那里，蕴积的热当然无法去除，病人一天比一天瘦弱，最后瘫痪。

　　凡人未免七情劳郁，医者不知为疫，乃引丹溪"五火相扇"之说①，或指为心火上炎，或指为肝火冲击，遂乃类聚寒凉，冀其直折②，而反凝注其邪③，徒伤胃气，疫邪不去，瘀热何清？延至骨立而毙。

【注释】

①丹溪：即朱震亨（1281—1358），字彦修，号丹溪。婺州义乌（今浙江义乌）人，"金元四大家"之一。朱丹溪力倡"阳常有余，阴常不足"之说，被后世称为"滋阴派"的创始人，著有《格致余论》《局方发挥》《金匮钩玄》《本草衍义补遗》等，对后世影响深远。五火相扇：指五脏之火相互煽动。

②直折：直接截断病程，消除病邪。在这里指用寒凉药直接清热。

③凝注：凝涩不通。

【译文】

凡是人，都难免有各种情绪，有劳倦、郁闷的时候，医生不知道是得了瘟疫，引用朱丹溪"五火相扇"的说法，要么说是心火上炎，要么说是肝火冲击，于是用很多寒凉药，希望直接清火，却反而使邪气凝涩不通，白白伤了胃气，瘟疫之邪不去掉，瘀热又怎么清呢？拖延到消瘦至极，病人就死了。

或向有宿病淹缠，适逢微疫，未免身痛发热，医家、病家同认为原病加重，仍用前药加减，有妨于疫，病益加重，至死不觉者。如是种种，难以尽述。聊举一二，从是推而广之，可以应变于无穷矣。

【译文】

或者病人还有缠绵未愈的旧病，恰逢微微感染了疫邪，未免身痛、发热，医家病家都以为是原来的病加重了，仍然用以前的药加减，这就妨碍治疗瘟疫了，病越治越重，至死都不明白是怎么回事。像以上的种种情况，难以完全列举。这里只举出几个，由此推而广之，就可以在无穷无尽的病症中随机应变了。

肢体浮肿

【题解】

对于瘟疫中出现各种肿胀，本篇做了一个总结。有瘟疫直接导致水肿，有瘟疫引发水肿旧疾，有水肿而兼瘟疫。瘟疫愈后的水肿，有的是水气病，有的是气复所致，有的是邪将外解，有的则是脾虚。本篇共列辨治水肿七法。

时疫潮热而渴，舌黄身痛[①]，心下满闷，腹时痛，脉数，此应下之症也。外有通身及面目浮肿，喘急不已，小便不利，此疫兼水肿,因三焦壅闭,水道不行也。但治其疫,水肿自已,宜小承气汤。向有单腹胀而后疫者^②,治在疫。若先年曾患水肿,因疫而发者,治其疫,腹胀、水肿自愈。

【注释】

①舌黄:指舌苔黄。

②单腹胀:四肢不肿而腹部胀大如鼓,往往是肝硬化腹水会出现这种症状。

【译文】

时行瘟疫,出现每天午后发热,口渴,舌苔黄,身痛,胃中胀满憋闷,有时腹痛,脉数,这是应该泻下的病症。此外还有全身及面目浮肿,气喘急不断,小便不利,这是瘟疫兼水肿,因为三焦壅闭,水道不通,水不能行。只需要治疗其瘟疫,水肿自然会消,可用小承气汤。如果向来就有单腹胀,然后才患瘟疫,仍然治疗瘟疫。如果以前曾经得过水肿病,因为患瘟疫又复发,也只需治其瘟疫,腹胀、水肿都能自愈。

病人通身浮肿,下体益甚,脐凸,阴囊及阴茎肿大色白,小便不利,此水肿也。继又身大热,午后益甚,燥渴,心下满闷,喘急,大便不调,此又加疫也,因下之,下后胀不除,反加腹满,宜承气加甘遂二分^①,弱人量减。盖先肿胀,续得时疫,此水肿兼疫,大水在表^②,微疫在里也,故并治之。

【注释】

①承气:即承气类方剂,至于具体用哪一个,根据具体情况而定。甘遂:逐水药,有毒。

②大水:比较盛的水湿之邪。

【译文】

病人遍身浮肿，下体尤其严重，肚脐突出，阴囊和阴茎肿大发白，小便不利，这是水肿。继而又身发大热，午后加剧，口中干渴，胃中胀满发闷，气喘急，大便不调，这又是得了瘟疫，因而泻下，泻下后胃胀不除，反而增加了腹胀，宜用承气汤加甘遂二分，体弱者减量。因为先肿胀，然后得时行瘟疫，这是水肿兼疫，水肿在表，轻微的疫邪在里，所以同时治。

时疫愈后数日，先自足浮肿，小便不利，肿渐至心腹而喘，此水气也^①，宜治在水。

时疫愈后数日，先自足浮肿，小便如常，虽至通身浮肿而不喘，别无所苦，此气复也^②。盖血乃气之依归，夫气先血而生，无所归依，故暂浮肿，但静养节饮食，不药自愈。

【注释】

①水气：指寒水之气。人体因受寒而津液凝滞不行。

②气复：病愈后气得以恢复。详见"损复"条。

【译文】

时行瘟疫痊愈几天后，先从脚开始浮肿，小便不利，肿胀逐渐发展到胸腹部位，然后喘，这是水气，宜治其水气。

时行瘟疫痊愈几天后，先从脚开始浮肿，小便正常，虽然到了全身浮肿的地步但不喘，没有别的难受，这是气复。因为血是气的依附，气先恢复了，血还没有生出来，气无所归依，所以出现暂时的浮肿，只需要静养，节制饮食，不用药，病都会自愈。

时疫身赋羸弱，言不足以听^①，气不足以息^②，得下证，少与承气，下证稍减，更与之，眩晕欲死，盖不胜其攻也。

【注释】

①言不足以听：说话声音难以被听见。形容说话声音小。

②气不足以息：气不能满足呼吸。形容气息微弱。

【译文】

得了时行瘟疫，病者身体禀赋羸弱，说话的声音别人都听不见，气都不够自己呼吸，得了应当泻下的病证，稍微用一些承气汤，等泻下证稍减，再用一点，如果出现眩晕欲死，是因为不能承受泻下。

绝谷期月①，稍补则心腹满闷。攻不可，补不可，守之则元气不鼓②，余邪沉匿膜原，日惟水饮而已，以后心腹忽加肿满烦冤者，向来沉匿之邪，方悉分传于表里也，宜承气养荣汤③，一服病已。设表肿未除，宜微汗之，自愈。

【注释】

①绝谷期月：整整一个月饮食难进。

②鼓：鼓舞振作。人体元气必须鼓舞振作，人才有生机。

③承气养荣汤：主要药味组成为：知母、当归、芍药、生地、大黄、枳实、厚朴。详见"解后宜养阴忌投参术"条。

【译文】

连续几个月饮食难进，稍微补益，就心腹胀满而闷。攻其邪气不行，补其正气不行，维持现状则元气不能鼓舞振作，残余的邪气深深地藏在膜原，每天只是喝一点水而已，以后胸腹部忽然肿满且烦，是因为以前深藏的邪气，正要分别从表里传变，宜用承气养荣汤，一剂病就能好。假设体表的肿没有除尽，则可以微微发汗，自然痊愈。

时疫得里证失下，以致面目浮肿及肢体微肿，小便自利,此表里气滞,非兼水肿也,宜承气下之。里气一疏,表气亦顺,浮肿顿除。或见绝谷期月,指为脾虚发肿^①,误补必剧,妊娠更多此证,治法同前,皆得子母俱安,但当少与,慎毋过剂。

【注释】

①脾虚发肿:脾气虚或者脾阳虚而使水湿运化失常、水湿停蓄溢于肌肤而发肿。

【译文】

时行瘟疫,到了有里证的时候,没有泻下,以至于面目浮肿,而且肢体微肿,小便利,这是表里气滞,不是瘟疫兼肿,可以用承气汤泻下。体内之气一经疏通,体表之气也会顺畅,浮肿马上会消失。或者出现整月饮食难进,就判断为脾虚而发为水肿,误用补法,一定会加剧,孕妇多见这种症状。治法跟前面一样,全都能使母子平安,但是剂量应该小一些,千万不要过量。

服寒剂反热

【题解】

明是热证,治以寒凉,热不但不能清,反而更甚,这是古今医者在临床中经常遇到的一个问题。有人认为这是因为寒凉的药没有用到位,于是加大剂量;有人认为这是虚火,于是改用热药,企图引火归元。就瘟疫而言,火源于邪,妄用寒凉则滞气,妄用温热则助热,都会使火越来越大。治法以去邪为先,或透散,或泻下,邪去则火自息。

阳气通行,温养百骸;阳气壅闭,郁而为热。且夫人身之火①，无处不有，无时不在，但喜通达耳。不论脏腑经络，表里上下，血分气分，一有所阻，即便发热，是知百病发热，皆由于壅郁。然火郁而又根于气，气常灵而火不灵②，火不能自运，赖气为之运，所以气升火亦升，气降火亦降，气行火亦行，气若阻滞，则火屈曲，惟是屈曲，热斯发矣，是气为火之舟楫也③。

【注释】

①人身之火：这里指维持正常生命活动的火，具有温煦作用。

②气常灵而火不灵：人体的正气比较灵动而火则没那么灵动。

③舟楫：船和船桨，泛指船只。这里指载体。

【译文】

阳气畅通而行，就能温养全身四肢百骸；如果阳气壅闭了，就会郁而发热。而且人身上的火，无处不有，无时不在，只是喜欢通达而已。无论在脏腑经络，表里上下，血分气分，一旦有所阻滞，马上就会发热。所以，任何病的发热，都是因为阳气的壅滞郁闭。然而，火郁又源于气郁，气是灵动的，火并不灵动，火不能自己运行，必须依赖气带它运行，所以气升火就升，气降火就降，气行火就行，如果气有所阻滞，则火就憋屈了，火一憋屈，热就生出来了，因为气是火的载体。

今疫邪透出于膜原，气为之阻，时欲到胃，是求伸而未能遽达也。今投寒剂，抑遏胃气，气益不伸，火更屈曲，所以反热也。往往服芩、连、知、柏之类，病人自觉反热，其间偶有灵变者，但言我非黄连证①，亦不知其何故也。窃谓医家每以寒凉清热，热不能清，竟置弗疑，服之反热，全然不悟，虽至白首②，终不究心③，悲夫！

【注释】

①黄连证：指适宜用黄连的病证。此是笼统说法，无确指。

②白首：白头。此指老年。

③究心：从内心反思。

【译文】

现在瘟疫之邪从膜原透达而出，气被它阻滞了，又要传到胃里，是在寻求伸展但又没能马上伸展开。现在用寒凉之剂，压抑遏制了胃气，气更加不能伸展，火更加憋屈，所以反而发热。往往服用了黄芩、黄连、知母、黄柏之类的药后，病人自己觉得反而更热，其中偶尔有些聪明善变的人，只说我不是黄连证，但也不知道是什么原因。我常说，医家经常用寒凉的药物清热，热清不掉，他也不管，对自己的方法深信不疑，喝了药热更严重，他也完全不能悟出原因，哪怕到老，内心都不反思一下，真是可悲啊！

知一

【题解】

本篇把治疗瘟疫的方法上升到了哲学的层面。孔子曰："吾道一以贯之。"自古圣贤把握事物，都善于抓住关键，从最根本的那一点入手，统领其余。好比醉酒，醉态各异，但根本原因是喝酒了，瘟疫形态各异，但其根本原因是受邪了。瘟疫之邪作为杂气，也是种类各异，不可捉摸，但其作用于人体的方式是可以研究的，这就是各种传变；汗、吐、下三法，作为驱赶邪气的方法，也是通用的，这就是抓住了要领。抓住了要领，就能迅速解决问题；如果没抓住要领，那么，你就面临无穷无尽的研究和讨论，而且还无法根本解决问题。

另，篇中所列各种症状甚多，本书均有详细说明，有的甚至是专篇讲解，此处就不再注释了。读者可参见相应篇章。

邪之著人，如饮酒然。凡人醉酒，脉必洪而数，气高身热①，面目俱赤，乃其常也。及言其变②，各有不同：有醉后妄言妄动，醒后全然不知者；有虽沉醉而神思终不乱者；醉后应面赤而反刮白者；应痿弱而反刚强者③；应壮热而反恶寒战栗者；有易醉而易醒者；有难醉而难醒者；有发呵欠及嚏喷者；有头眩眼花及头痛者。因其血气虚实之不同，脏腑禀赋之各异，更兼过饮、小饮之别。考其情状，各自不同，至论醉酒一也，及醒，一切诸态如失。

【注释】

①气高：又称"息高"，指胸满气喘不平。出自《黄帝内经·素问·脉要精微论篇第十七》："上盛则气高。"

②变：与"常"相对，指非常规状况。

③痿弱：指肢体等方面软弱无力。

【译文】

邪气附着于人，就像喝酒一样。凡是人们醉酒，脉象必然洪而数，胸满气喘不平，身上发热，脸和眼睛都红了，这是常规状况。说到非常规状况，则各有不同：有人喝醉后胡乱说话，喜欢乱来，醒后却完全不记得；有人虽然喝醉，但神识思维始终不乱；醉后应该脸红，有人反而脸色煞白；醉后应该肢体发软，有人反而更刚强；醉后应当发大热，有人却反而怕冷，浑身战栗；有人容易醉也容易醒；有人难醉也难醒；有人醉后打呵欠或打嚏喷；有人头晕目眩眼花，或者头痛。这些都是因为人们气血虚实不同，脏腑所禀的天赋也各不相同，而且还有过量饮酒和少量饮酒的区别。考察其醉后情形，都不一样，至于醉酒，这是一样的，到醒后，各种醉态就都消失了。

凡人受邪，始则昼夜发热，日晡益甚①，头疼身痛，舌上白苔，渐加烦渴，乃众人之常也。

及言其变，则各有不同。或呕，或吐，或咽喉干燥，或痰涎涌甚，或纯乎发热，或发热而兼凛凛②，或先凛凛而后发热，或先恶寒而后发热。或先一日恶寒而后发热，以后即纯乎发热；或先恶寒而后发热，以后渐渐寒少而热多，以至纯热者。或昼夜发热者，或午后潮热，余时热稍缓者。

有从外解者：或战汗，或狂汗、自汗、盗汗，或发斑；有潜消者；有从内传者：或胸膈痞闷，或心腹胀满，或心痛腹痛，或胸胁痛，或大便不通，或前后癃闭③，或协热下利，或热结旁流。

有黄苔黑苔者，有口燥舌裂者，有舌生芒刺、舌色紫赤者，有鼻孔如烟煤之黑者，有发黄及蓄血、吐血、衄血、大小便血、汗血、嗽血、齿衄者④，有发颐疙瘩疮者⑤。

有首尾能食者，有绝谷一两月者，有无故最善反复者，有愈后渐加饮食如旧者，有愈后饮食胜常二三倍者，有愈后退爪脱发者。

【注释】

①日晡：指申时，即下午三点至五点。也泛指日暮时分。

②凛凛：恶寒，怕冷的样子。

③前后癃（lóng）闭：指大小便不通。癃闭，特指小便不通。

④汗血：汗中带血。齿衄（nǜ）：牙龈出血。

⑤发颐疙瘩疮：温病后余毒结于颐颌间，导致颐颌部肿胀疼痛，并生出疙瘩状的疮。

【译文】

凡是人体感染疫邪，开始则日夜发热，傍晚更甚，头疼身痛，舌上是白苔，逐渐出现心烦口渴，这是众人会有的症状。

说到其不一样的地方，则各有不同，有人呕，有人吐，有人咽喉干燥，有人涌出很多痰涎，有人纯粹发热，有人发热而兼发冷，有人先发冷而后发热，有人先怕冷而后发热。有人前一日怕冷而后发热，以后就只是发热；有人先怕冷而后发热，以后渐渐寒少而热多以至于纯粹发热。有人日夜都发热；有人午后发潮热，其余时间发热稍缓。

有人的病邪从外解：或战汗，或狂汗、自汗、盗汗，或发斑；有人的病邪在暗中消失；有人的病邪往内传：或胸膈痞满胀闷，或心腹胀满，或心痛腹痛，或胸胁痛，或大便不通，或前后癃闭，或协热下利，或热结旁流。

有人的舌苔是黄的，有人的舌苔是黑的，有人口干舌裂，有人舌生芒刺、舌质颜色紫红，有人鼻孔像烟煤一样黑，有人发黄或蓄血、吐血、衄血、大小便血、汗中带血、咳血、牙龈出血，有人发颐生疙瘩疮。

有人从头到尾都能吃饭，有人一两个月饮食难进；有人愈后没什么原由也容易反复，有人愈后饮食逐渐增加到以前的量，有人愈后饮食比平常多二三倍，有人愈后头发、指甲都脱落了。

至论恶证，口噤不能张，昏迷不识人，足屈不能伸，唇口不住牵动，手足不住振战，直视，上视，圆睁，目瞑，口张，声哑，舌强①，遗尿，遗粪，项强发痉，手足俱痉，筋惕肉瞤②，循衣摸床，撮空理线等证，种种不同，因其气血虚实之不同，脏腑禀赋之有异，更兼感重感轻之别。

考其证候，各自不同，至论受邪则一也，及邪尽一切诸证如失。所谓"知其一，万事毕"③，"知其要者，一言而终；不知其要者，流散无穷"④，此之谓也。

【注释】

①舌强（jiàng）：舌体强硬，活动不灵，舌体伸缩不自然、谈吐不利。

②筋惕肉瞤：指偏于体表的筋肉不由自主地惕然瘛动。

③知其一，万事毕：知道事物的根本道理，一以贯之，其他事物就都可以明白。

④知其要者，一言而终；不知其要者，流散无穷：语出《黄帝内经·素问·六元正纪大论篇第七十一》。意为知道了要领，一句话就可以说清楚；不知道要领，就会越说越多，但还是说不清楚。

【译文】

说到险恶的病证，比如张不开嘴，昏迷不认识人，腿弯曲不能伸，嘴唇不停地牵动，手足不停地震颤，眼睛发直，翻白眼，眼睛圆睁，闭眼，张嘴，声音嘶哑，舌头僵硬，小便失禁，大便失禁，脖子发硬，颈项僵硬发痉，手足痉挛，筋肉不由自主地瘛动，循衣摸床，撮空理线等证，种种不同，都是因为病人气血虚实的不同，脏腑禀赋的差异，还有感染邪气轻重的差别。

考察其证候，各不相同，至于说到所受的邪气，则是一个，到了邪气除尽，各种症状也就都没有了。这就是常说的"知其一，万事毕"。《黄帝内经》说"知道要领，一句话就可以说清楚；不知道要领，就会越说越多，但还是说不清楚"，也是这个意思。

以上止举一气，因人而变。至有岁气稍有不同者①，有其年众人皆从自汗而解者，更有其年众人皆从战汗而解者，此又因气而变，余证大同小异，皆疫气也。至又杂气为病，一气自成一病，每病各又因人而变。统而言之，其变不可胜言矣②，医者能通其变，方为尽善。

【注释】

①岁气：特定年份的气候。

【译文】

以上只是举了一种气，因人而变。此外还有特定年份的气候稍有不同，有的年份众人的瘟疫都通过自汗而解，有的年份众人的瘟疫都通过战汗而解，这又是因气而变化，其余症状大同小异，都是瘟疫之气。至于杂气为病，一种气发为一种病，每种病又因人而异。总而言之，其变化是说不尽的，医者能通晓其变化，才能做到尽善尽美。

四损不可正治

【题解】

所谓正治，就是按常规的方法治疗，就瘟疫而言，正治就是汗、吐、下，尤其是下法。如果人有四损，即气、血、阴、阳四个方面的虚损，则不便正治，要考虑虚损情况，酌情补之，但瘟疫邪盛，又忌补益。这就陷入两难，补泻之间，非常不容易把握。如果虚损过于严重，则不可治。

凡人大劳大欲，及大病久病后，气血两虚，阴阳并竭，名为四损^①。当此之际，忽又加疫，邪气虽轻，并为难治，以正气先亏，邪气自陷，故谚有云"伤寒偏死下虚人"^②，正谓此也。

【注释】

①四损：即气、血、阴、阳四者受到损伤。

②伤寒偏死下虚人：在伤寒等外感病中，往往下元亏虚或肝肾不足的人，容易死掉。伤寒，在此泛指一切外感病。

【译文】

凡是人们过劳、过度纵欲，或大病、久病之后，气血两虚，阴阳并亏，叫作四损。在这个时候，忽然又得了瘟疫，邪气虽然轻，治疗却难。因为正气先亏了，邪气自然下陷，所以谚语说"伤寒偏死下虚人"，就是说的这个。

　　若正气不胜者，气不足以息，言不足以听，或欲言而不能，感邪虽重，反无胀满痞塞之症，误用承气，不剧即死。以正气愈损，邪气愈伏也。

　　若真血不足者，面色萎黄，唇口刮白①，或因吐血、崩漏，或因产后亡血过多，或因肠风、脏毒所致②，感邪虽重，面目又无阳色③，误用承气速死，以荣血愈消④，邪气益加沉匿也。

【注释】

①刮白：像刚被刮过一样发白。

②肠风：便血的一种，多在粪前出血，因外感而得，血色鲜红。脏毒：因五脏积毒下注而产生的痢疾或粪后下血。

③阳色：以明润、鲜艳等阳性特征为主的脸色。

④荣血：又作"营血"，指血液及其功能。

【译文】

如果是正气虚，则感觉气都不够呼吸，说话别人都听不见，或想说话又说不出，感染的邪气虽然重，反而没有胀满痞塞的症状，如果误用承气汤，不是病情加剧就是死。因为正气越被损伤，邪气就越潜伏。

如果是血不足，则面色干枯而黄，嘴唇发白，或因为吐血、崩漏，或因为产后失血过多，或因为肠风、脏毒下血损血，都可能导致这种情况。感染的邪气虽然重，脸上和眼睛里又没有阳证的颜色，如果误用承气汤，也会加速死亡，因为营血越损耗，邪气也就藏得越深。

若真阳不足者，或四肢厥逆，或下利完谷^①，肌体恶寒，恒多泄泻，至夜益甚，或口鼻冷气，感邪虽重，反无发热、燥渴、苔刺等证，误用承气，阳气愈消，阴凝不化，邪气留而不行，轻则渐加萎顿，重则下咽立毙。

若真阴不足者，自然五液干枯^②，肌肤甲错^③，感邪虽重，应汗无汗，应厥不厥，误用承气，病益加重，以津液枯涸，邪气涩滞，无能输泄也。

【注释】

①下利完谷：指吃下去的食物并没有消化就排泄出来了，从粪便中可以看见食物。完谷，完整的谷物。

②五液：指五脏之精所化的体液。《黄帝内经·素问·宣明五气篇第二十三》："五脏化液：心主汗，肺主涕，肝主泪，脾主涎，肾主唾，是谓五液。"

③肌肤甲错：皮肤粗糙、干燥、发硬，类似鳞甲，常因阴虚血枯所致。

【译文】

如果是真阳不足，要么四肢逆冷，要么排泄完整食物，身上怕冷，常多腹泻，到晚上就加剧，要么口鼻中气息是冷的，感染的邪气虽然重，但没有发热、舌燥口渴、舌苔芒刺等症状，如果误用承气汤，阳气越发被消耗，阴邪也会凝滞不化，邪气滞留而不能行走，轻则使人渐渐脚软，重则喝下去就死。

如果真阴不足，自身就会出现体液干枯，皮肤干硬如鱼鳞，感染的邪气虽然重，应该出汗却不能出汗，应该厥逆也不能厥逆，误用承气汤，病更加重，因为津液干枯，邪气滞涩，无法顺畅地传输和排泄。

凡遇此等，不可以常法正治，当从其损而调之。调之不愈者，稍以常法治之。治之不及者，损之至也。是故一损二损，轻者或可挽回，重者治之无益；乃至三损四损，虽卢扁亦无所施矣^①。更以老少参之：少年遇损，或可调治；老年遇损，多见治之不及者，良以枯魄独存^②，化源已绝，不复滋生矣。

【注释】

①卢扁：即上古名医扁鹊，因家在卢国，故名卢扁。

②枯魄：即干枯的身体。魄，即体魄，与魂相对。泛指身体的物质层面。

【译文】

凡是遇到这些情况，就不能用治疗瘟疫的常规方法了，应当根据其虚损来调治。调治后如果仍然不能痊愈，则稍微用些常规方法。如果还治不好，就是虚损到极点了。在气血阴阳四者当中，如果只有一个两个虚损了，轻浅的还可能挽回，重病则治疗也没用；至于虚损了三个或者四个的，即使扁鹊来了也没办法可用。另外患者是老是少，也可以作为参考：少年人遇到虚损，有的还可以调治；如果老年人遇到虚损，治疗无效的就更多了，因为他们只剩下一具干枯的身体，生化的源头已经没有了，不能再有生机。

劳复、食复、自复

【题解】

瘟疫愈后，还存在复发的问题。为什么会复发呢？可能是因为病愈后过劳、饮食不节，为劳复、食复；也可能是因为邪气未能除尽，为自复。

劳复不可妄攻；食复需调其饮食，必要时略为消导；自复则需继续因势利导，肃清其邪。一般而言，只要治疗方向正确，自复时病症必更为轻浅。如果复发时反重，就要考虑治疗方向是否错误了。

　　疫邪已退，脉证俱平，但元气未复，或因梳洗沐浴，或因多言妄动，遂至发热，前证复起，惟脉不沉实为辨，此名劳复。盖气为火之舟楫，今则真气方长，劳而复折，真气既亏，火亦不前，如人欲济①，舟楫已坏，其可渡乎？是火也，某经气陷，则火随陷于某经，陷于经络则为表热，陷于脏腑则为里热，虚甚热甚，虚微热微。治法：轻则静养可复，重则大补气血，候真气一回，血脉融和，表里通畅，所陷之火，随气输泄，自然热退而前证自除矣。若误用承气及寒凉剥削之剂②，变证蜂起③，卒至殒命，宜服安神养血汤。

【注释】

①济：过河。

②剥削之剂：克伐正气，对人体产生损耗的药剂。

③变证蜂起：指治疗错误后，异常变化的证候蜂拥出现。

【译文】

　　瘟疫之邪退去，脉象、症状都平和了，但元气还没有恢复，或因为梳洗沐浴，或因为说话、劳动过多，于是导致发热，前面的症状又起来了，但根据脉象并不沉实，可以辨别这就是劳复。因为气是火的载体，现在真气刚刚恢复，因为过劳，又折损了，真气既然亏了，火也就无法发挥正常的作用，就像人想渡河，船只坏了，还能渡过去么？这种火，哪一经的气陷下去了，火就会随着陷入哪一经，陷入经络则出现表热，陷入脏腑则出现里热，虚越严重热就越严重，虚越轻微热就越微弱。治法：如果是轻症，通过静养就可以恢复；如果是重症，则大补气血，等到真气一回来，血脉融和，表里通畅了，陷下去的火，就会随着气而转输、排泄，热自然能退，前面的症状就自然能消除了。如果误用承气汤等寒凉、克伐人体正气的药剂，各种变证蜂拥而起，最终要了命，可以服用安神养血汤。

　　若因饮食所伤者，或吞酸作噫，或心腹满闷而加热者，此名食复。轻则损谷自愈^①，重则消导方痊。

　　若无故自复者，以伏邪未尽，此名自复。当问前得某证，所发亦某证，少与前药，以彻其余邪，自然获愈。

安神养血汤

茯神　枣仁　当归　远志　桔梗　芍药　地黄　陈皮　甘草

加龙眼肉，水煎服。

【注释】

①损谷：即减少饮食。

【译文】

　　如果因为被饮食所伤，要么吞酸嗳气，要么胸腹胀满气闷，又有发热，这叫食复。轻度的食复，减少饮食自然能痊愈，重证的食复则需要服用消导之剂才能痊愈了。

　　如果是无缘无故地自然复发，这是因为潜伏的邪气还没有除尽，这叫自复。应该问病人以前得过什么病，如果所发的也是这个病，可以略微用点以前的药，以清除残余的邪气，自然能够痊愈。

安神养血汤

茯神　枣仁　当归　远志　桔梗　芍药　地黄　陈皮　甘草　加龙眼肉，用水煎服。

感冒兼疫

【题解】

　　感冒,在这里指感受六淫,即风、寒、暑、湿、燥、火,尤指风寒。风寒自皮毛而入,犯表;疫邪从口鼻而入,潜伏膜原。风寒可以引动疫邪,治法仍遵循"有表先解表"的原则,先治风寒,疫邪发后,再如法治疫。

　　疫邪伏而未发,因感冒风寒①,触动疫邪,相继而发也。既有感冒之因由,复有风寒之脉证,先投发散,一汗而解,一二日续得头疼身痛,潮热烦渴,不恶寒,此风寒去,疫邪发也,以疫法治之。

【注释】

　　①感冒:泛指感受外邪而当即发病。感,即感受邪气的统称。冒,感受邪气,但程度轻浅。

【译文】

　　瘟疫邪气潜伏,但没有发病,因为又感受了风寒,触动瘟疫之邪,所以陆续发病。既有感冒的原因,又有风寒的脉象和症状,先用发散药,一出汗,症状就解除了,一两天后又出现头疼身痛,潮热烦渴,不再怕冷,这是风寒之邪去掉了,瘟疫之邪发了出来,再用治疗瘟疫的方法来治。

疟疫兼证

【题解】

　　疟疾也是温疫的一种,详见后篇。本篇讲的疟疾,则是温疫的兼证,并非温疫本身。一般而言,疟后见下证则下之,下后见疟证则治疟。

疟疾二三发^①,或七八发后,忽然昼夜发热,烦渴,不恶寒,舌生苔刺,心腹痞满,饮食不进,下证渐具,此温疫著,疟疾隐也,以疫法治之。

温疫昼夜纯热,心腹痞满,饮食不进,下后脉静身凉,或间日^②,或每日,时恶寒而后发热如期者,此温疫解,疟邪未尽也,以疟法治之。

【注释】

①疟疾二三发:指疟疾发作两三次。疟疾是有周期性的,或一日一发,或二日一发。

②间日:指疟疾隔一天发作一次,为疟疾重症。

【译文】

疟疾发作两三次后,或发作七八次后,忽然白天黑夜都发热,心烦口渴,不怕冷,舌苔生出芒刺,胸腹痞闷胀满,饮食难进,泻下证都具备了,这是温疫致病凸显出来,疟疾隐去了,以治温疫的方法治疗。

温疫白天黑夜只发热而无寒象,胸腹痞闷胀满,饮食难进,泻下后脉静身凉,或隔天,或每天,按时发作一次,先怕冷然后发热,这是温疫病解,而疟疾之邪没有尽除,应当按疟疾的方法治疗。

温疟

【题解】

本篇所论,即作为温疫的疟疾。这种疟疾与普通疟疾略有不同。疫是本,疟是标。治疗温疟,仍当以驱逐疫邪为本,邪去则疟减,若疟不减,则立补、疏、截三法以治疟。另外,历代诸书,论及"温疟"者甚多,其所指与本书所论,也不尽相同,阅读和运用中要千万注意。

  凡疟者,寒热如期而发,余时脉静身凉,此常疟也,以疟法治之。设传胃者,必现里证,名为温疟,以疫法治者生,以疟法治者死。里证者下证也,下后里证除,寒热独存者,是温疫减,疟证在也。疟邪未去者宜疏,邪去而疟势在者宜截^①,疟势在而挟虚者宜补。疏以清脾饮^②,截以不二饮^③,补以四君子^④,方见疟门,仍恐杂乱,此不附载。

【注释】

①截:治病的方法之一,用峻猛的药,直接使病状消失。

②清脾饮:出自元代朱丹溪(震亨)《丹溪心法》。药味组成为:青皮、厚朴、白术、草果、柴胡、茯苓、黄芩、半夏、甘草。是治疟常用方剂。

③不二饮:出自明代龚信《古今医鉴》。药味组成为:常山、槟榔、知母、贝母。主要用于治疗各种疟疾,是截疟之剂。

④四君子:即四君子汤,出自宋代《太平惠民和剂局方》。由人参、白术、茯苓、甘草四味药组成。能益气健脾。

【译文】

  但凡疟疾,发冷发热按时发作,其他时间则脉静身凉,这是普通的疟疾,用治疟疾的方法治疗。如果邪气传到肠胃,必然会出现里证,这叫温疟,用治疫病的方法治疗就会好,用治疟疾的治法就会死。里证就是应当泻下的病证,泻下后,里证去除了,恶寒发热还在,是温疫都减少了,疟疾还在。疟邪没有去掉,宜疏散;邪气去掉了而疟疾还在,可以截疟;疟疾还在但是兼有虚证的,可以补益。疏散用清脾饮,截疟用不二饮,补益用四君子汤,方子见疟疾门书中,担心行文杂乱,这里不附载。

疫痢兼证

【题解】

所谓兼证,即两个病症同时存在,二者在源头上没有关联,但在进程中相互影响。痢疾是恶症,大肠气滞不行,本来不易治疗,加之瘟疫之邪如果传里则需要通过大肠排泄,所以,疫痢兼证仍当以治疗痢疾为先。

下痢脓血,更加发热而渴,心腹痞满,呕而不食,此疫痢兼证,最为危急。夫疫者,胃家事也,盖疫邪传胃,下常八九,既传入胃,必从下解,疫邪不能自出,必藉大肠之气传送而下①,而疫方愈。夫痢者,大肠内事也,大肠既病,失其传送之职,故正粪不行②,纯乎下痢脓血而已,所以向来谷食停积在胃,直须大肠邪气将退,胃气通行,正粪自此而下。今大肠失职,正粪尚自不行,又何能为胃载毒而出?毒既不前,羁留在胃,最能败坏真气,在胃一日有一日之害,一时有一时之害,耗气搏血③,神脱气尽而死。凡遇疫痢兼证者,在痢尤为吃紧。疫痢俱急者,宜槟芍顺气汤,诚为一举两得。

槟芍顺气汤

专治下痢频数,里急后重,兼舌苔黄,得疫之里证者。

槟榔　芍药　枳实　厚朴　大黄

生姜煎服。

【注释】

①大肠之气:此处指大肠的功能。

②正粪:正常生理过程所产生的大便。

③耗气搏血:邪毒停聚在胃,消耗气血。

【译文】

下痢脓血,又有发热、口渴,心腹痞满,呕吐,吃不下饭,这是瘟疫和痢疾的兼证,最为危急。瘟疫是肠胃系统的事,疫邪传到肠胃,十有八九要用泻下的方法,既然传到肠胃,必须从下排解,疫邪不能自己出去,必须借助于大肠的传导之性输送出去,疾病才能好。至于痢疾,这是大肠里的事情,大肠既然病了,失去了传导输送的功能,所以正常的大便无法解出,只是下痢脓血而已,向来吃下去的谷物饮食停积在胃里,只需要大肠中邪气退了,胃气通行,正常的大便从此往下解出。现在大肠不能行使职能,正常的粪便尚且排不下去,又怎么能排出邪毒呢?邪毒既然不往前走,羁留在胃里,最能败坏真气,在胃里一天就有一天的害处,一时就有一时的害处,消耗气血,最后,人的神气都被消耗尽,就死了。凡是遇到瘟疫和痢疾同时出现,在痢疾方面更为关键。如果瘟疫和痢疾都很危急,宜用槟芍顺气汤,这确实是一举两得的方法。

槟芍顺气汤

专门治疗痢疾频繁,腹中急痛,肛门重坠,同时舌苔黄,有瘟疫的里证。

槟榔　芍药　枳实　厚朴　大黄

加生姜,用水煎服。

妇人时疫

【题解】

在快要结尾的部分,论及妇科和儿科相关问题,是很多医书的惯例。女子瘟疫的治法,与男子相同,只是在经期、胎前产后情况比较特殊而已。其中热入血室,东汉张仲景《伤寒论》已论及,本篇则将其分出虚实。月经初来即感邪气,热入血室,往往为实证,其邪仍可以通过经血排出,故易治;月经净后或产后,血室空虚,邪气乘虚而入,往往是虚证,其时不再下血,邪无出路,故治疗起来稍难。

妇人伤寒时疫,与男子无二,惟经水适断适来①,及崩漏、产后,与男子稍有不同。

【注释】

①经水适断适来:月经刚净时感染外邪,或感染外邪以后正好赶上月经来临。

【译文】

妇女的伤寒和时行瘟疫,跟男子没有什么两样。只有感邪后月经刚干净,或月经来临后忽然感邪等情况,还有崩漏、产后等情况,与男子稍有不同。

夫经水之来,乃诸经血满,归注于血室,下泄为月水。血室者一名血海,即冲任脉也①,为诸经之总任。经水适来,疫邪不入于胃,乘势入于血室,故夜发热谵语。盖卫气昼行于阳,不与阴争,故昼则明了;夜行于阴②,与邪相搏,故夜则发热谵语。至夜止发热而不谵语者,亦为热入血室,因有轻重之分,不必拘于谵语也。经曰:“无犯胃气及上二焦,必自愈。”胸膈并胃无邪,勿以谵语为胃实而妄攻之,但热随血下,则自愈。若有如结胸状者③,血因邪结也,当刺期门以通其结④,《活人书》治以柴胡汤⑤,然不若刺者之功捷。

【注释】

①冲任脉:即冲脉和任脉。冲为血海,任主胞胎,二脉能调节阴经气血,在女子能产生月经、孕育胎儿。

②夜行于阴:《黄帝内经·灵枢·邪客第七十一》:“卫气者,出其悍气之慓疾,而先行于四末分肉皮肤之间而不休者也。昼行于阳,

夜行于阴。"人体用于抗邪的卫外之气,白天运行于阳分,即气分、
体表,晚上运行于阴分,即血分、体内。

③结胸:邪气结于胸中。东汉张仲景《伤寒论》多有论述。

④期门:肝经募穴,位于胸部,当乳头直下,第六肋间隙,前正中线旁
开四寸,主治胸胁胀满疼痛、呕吐、呃逆等。

⑤《活人书》:即北宋朱肱《类证活人书》,是较早的一部全面系统地
研究《伤寒论》的著作,对伤寒各证和一些杂病进行了详细阐述。
柴胡汤:即小柴胡汤。药味组成为:柴胡、黄芩、人参、半夏、生姜、
甘草、大枣。

【译文】

月经的到来,是因为各经脉的血满了,归注于血室,然后下泻,成为
经血。血室又名血海,就是冲脉和任脉,总管诸经脉的血液。月经正好
来了,瘟疫之邪不往肠胃传,乘虚进入血室,所以晚上发热,说胡话。因
为卫气白天行于阳分,不与阴血相搏,所以人白天很清醒;晚上卫气进入
阴分,与邪气相搏,所以晚上就发热,说胡话。到了晚上只发热但不说胡
话的,也是热入血室,只是有轻重之分,不必拘泥于说胡话的症状。《伤
寒论》说:"不要触犯胃气和上焦、中焦,病必然会自愈。"胸膈和肠胃没
有邪气,不要因为说胡话就认为是肠胃有实邪,而错误地使用攻下的方
法,只需要热随着血下行排出,病就自然好了。如果有类似结胸的症状,
是邪气产生了瘀血,应当针刺期门,以通其郁结,《活人书》用柴胡汤来
治疗,但不如刺法更为便捷有效。

经水适断,血室空虚,其邪乘虚传入,邪胜正亏,经气不
振,不能鼓散其邪,为难治,且不从血泄,邪气何由即解?与
适来之义,有血虚血实之分①,宜柴胡养荣汤②。新产后亡血
过多,冲任空虚,与夫素善崩漏,经气久虚,皆能受邪,与经
水适断同法。

【注释】

①血实：邪在血分而成实证。

②柴胡养荣汤：主要药味组成有柴胡、黄芩、陈皮、甘草、当归、白芍、
　　生地、知母、天花粉。详见"解后宜养阴忌投参术"条。

【译文】

　　月经刚干净的时候，血室是空虚的，邪气乘虚传入，邪气旺，正气亏，
经脉之气不能振作，无法鼓动以散开邪气，是难治的。而且，邪气不从血
往外泄，又如何解除呢？这与月经刚来的时候，有血虚和血实的分别一
样，宜用柴胡养荣汤。如果是新产失血过多，冲脉和任脉都空虚，或平时
就有崩漏的人，经气亏虚久了，血室都能受邪，应当与月经刚干净后就感
染邪气治法相同。

妊娠时疫

【题解】

　　孕妇用药，禁忌甚多，大寒大热之品及泻下之剂，都在明文禁止之
列。但遇到大病、危症，一切禁忌又都可以打破。比如，孕妇瘟疫，出现
应当泻下的症状，仍然要用承气汤。所谓"有故无殒""有病则病受之"，
药去攻邪治病了，就不会伤胎。且邪去则胎安，大黄、芒硝，此时只要运
用得当，不但不是伤胎之药，反而是保胎之剂。当时专门从事妇科的医
生，往往没有整体观念，不懂伤寒时疫，遇到孕妇瘟疫，却用补剂保胎，必
然坏事。

　　孕妇时疫，设应用三承气汤，须随证施治，切不可过虑，
慎毋惑于参、术安胎之说。病家见用承气，先自惊疑，或更
左右嘈杂①，必致医家掣肘，为子母大不祥。

若应下之证，反用补剂，邪火壅郁，热毒愈炽，胎愈不安，耗气搏血，胞胎何赖？是以古人有悬钟之喻，梁腐而钟未有不落者②。惟用承气，逐去其邪，火毒消散，炎熇顿为清凉③，气回而胎自固。当此证候，反见大黄为安胎之圣药，历治历当，子母俱安。若腹痛如锥④，腰痛如折，此将未堕欲堕之候，服药亦无及矣，虽投承气但可愈疾而全母，昧者以为胎堕，必反咎于医也。

【注释】

①左右嘈杂：这里指众人多方议论。

②梁腐而钟未有不落者：指胎儿就如挂在屋梁上的钟，屋梁腐烂了，钟必然掉下来。

③炎熇（hè）：火热或燃着的火焰。熇，火热，炽盛。

④腹痛如锥：腹部疼痛有如锥刺。

【译文】

孕妇感染时行瘟疫，假设应当用三个承气汤，需要根据具体病证，且不可过于多虑，也千万不要被人参、白术安胎之类的说法所迷惑。病家见用承气汤，先自己害怕、怀疑，或者加上众人多方议论，必然使医家受到影响，这对孕妇和胎儿都是很不利的。

如果是应当泻下的病证，反而用了补药，邪火被壅滞郁闭，热毒就更加炽烈，胎儿就更加不安，消耗气血，胞胎靠什么养育呢？所以古人有悬钟的比喻，胎儿就像挂在梁上的钟，房梁腐烂了，钟没有不掉下来的。只有用承气汤，把邪气赶走，火毒消散了，炎热顿时变成清凉，正气恢复，胎自然能安固。在这种证候下，反而大黄是安胎的好药，屡用屡效，母子平安。如果肚子痛得像被锥子刺，腰痛得像断断了，这是胎儿要掉没掉的证候,服药也来不及了,虽然用承气汤能治好病,保全产妇,但糊涂人却会以为药把胎打下来了,一定会反过来责怪医生。

或诘余曰^①:孕妇而投承气,设邪未逐,先损其胎,当如之何?

余曰:结粪、瘀热,肠胃间事也;胎附于脊^②,肠胃之外,子宫内事也。药先到胃,瘀热才通,胎气便得舒养,是以兴利除害于顷刻之间,何虑之有?但投药之际,病衰七八,余邪自愈,慎勿过剂耳。

凡妊娠时疫,万一有四损者,不可正治,当从其损而调之,产后同法。非其损而误补,必死。

【注释】

①诘(jié):质问。

②胎附于脊:胞胎附着于腰脊。

【译文】

有人质问我说:孕妇用承气汤,如果邪气没有驱逐出去,先伤了胎,应当怎么办呢?

我说:结粪、瘀热,都是肠胃里面的事,胎则附着于脊背,在肠胃之外,是子宫里面的事。药先喝到胃里,把瘀热通开了,胎气就得到舒展和养护,于是在顷刻之间就兴利除害了,有什么顾虑呢?只是用药的时候,病减少了七八成,剩下的邪气自然能去掉,千万不要用药过量。

凡是孕妇患时行瘟疫,万一有气血阴阳方面的损伤,不能按常规瘟疫治疗的方法,应当根据哪里有损来调治,产后也是如此。如果不是真的虚损却误用补药,病人必死。

小儿时疫

【题解】

当时有很多专门从事幼科的医生，不明伤寒时疫，只有一些治病的通套方法，所以，面对儿童感染瘟疫，往往误治。其实，吐泻、惊搐等，只是标，没有固定治法，治病必求其本。有鉴于此，后世从事幼科的医生往往在伤寒时病方面有很深的造诣，比如清朝的叶天士。篇中小儿太极丸，化痰开窍，息风定惊，通腑逐邪，具有广泛的普适性，可以酌用。

凡小儿感冒风寒、疟、痢等证，人所易知，一染时疫，人所难窥，所以耽误者良多。何也？盖由幼科专于痘、疹、吐、泻、惊、疳并诸杂证①，在伤寒时疫甚略之，一也。古人称幼科为哑科，盖不能尽馨所苦以告师，师又安能悉乎问切之义？所以但知其身热，不知其头疼身痛也，但知不思乳食、心胸膨胀，疑其内伤乳食，安知其疫邪传胃也？但见呕吐、恶心、口渴、下利，以小儿吐泻为常事，又安知其协热下利也②？凡此，何暇致思为时疫，二也。

【注释】

①痘：水痘。疹：斑疹或疮疹。惊：惊风。疳：疳积。以上都是儿科常见病。

②协热下利：指一边发热一边腹泻。通常是表证误下所致。

【译文】

凡是小儿感冒风寒、疟疾、痢疾等病，人们都容易知道；一旦染上时行瘟疫，这是人们所难发现的，所以被耽误的很多。为什么呢？因为幼科医生专门治疗水痘、斑疹、呕吐、腹泻、惊风、疳积以及一些其他杂病，在伤寒、时疫方面则比较疏忽，此其一。古人称幼科为哑科，因为幼儿不能把自己的病苦完全告诉医生，医生又如何能完全做到望闻问切四诊？所以，只知他身体发热，而不知他头疼身痛；见他不想吃饭喝奶，心胸膨胀，就怀疑他内伤乳食，怎么能知道是疫邪传到胃了呢？只要见到呕吐、恶心、口渴、腹泻，就以为小儿吐泻是常事，又哪里知道这是协热下利呢？凡是遇到这些情况，怎么也不会想到是时行瘟疫。此其二。

　　小儿赋质娇怯，筋骨柔脆，一染时疫，延挨失治，即便两目上吊、不时惊搐、肢体发痉、十指钩曲，甚则角弓反张①。必延幼科，正合渠平日学习见闻之证，因多误认为慢惊风②，遂投抱龙丸、安神丸③，竭尽惊风之剂，转治转剧，因见不啼不语，又将神门、眉心乱灸④，艾火虽微，内攻甚急，两阳相搏，如火加油，如炉添炭，死者不可胜记，深为痛悯。

【注释】

①角弓反张：项背强直，身体仰曲如弓状。常见于小儿惊风。

②慢惊风：小儿惊风的一种，来势缓慢，以反复抽搐或昏迷为主要症状，病程较长，不易治愈。

③抱龙丸：出自宋代《太平惠民和剂局方》。药味组成为：茯苓、赤石脂、广藿香、法半夏、陈皮、厚朴、薄荷、紫苏叶、僵蚕、山药、天竺黄、檀香、白芷、砂仁、防风、荆芥、白附子、独活、白芍、诃子、荜茇、白术、川芎、木香、朱砂、天麻、香附。能祛风化痰、健脾和胃。
安神丸：出自北宋钱乙《小儿药证直诀》。药味组成为：马牙硝、茯苓、麦冬、山药、寒水石、甘草、朱砂、冰片。能清心泻火，定惊安神。

④神门：此指囟门，头部穴位，位于百会穴前三寸正中，小儿初生之时，此处头骨尚未闭合。

【译文】

小儿体质娇嫩怯弱，筋骨柔脆，一旦染上时行瘟疫，延误了治疗的时机，马上就双眼上翻，时不时像受了惊一样抽搐，肢体痉挛，十个指头伸不直，甚至身体强直仰曲如弓状。病家必然去请幼科医生，这些症状与他们平日所学所见的病症正好相合，因此多被误认为是慢惊风，于是用抱龙丸、安神丸，用尽治疗惊风的方剂，越治越严重，因而见到小孩不哭、不说话，又在囟门、眉心等部位乱灸一通，艾火虽然微弱，却能迅速往里走，艾火的热力和瘟疫的邪火互相搏动，就像在火里加油，在火炉中添炭，治死的人数不胜数，太令人心痛和怜悯了。

今凡遇疫毒流行，大人可染，小儿岂独不可染耶？但所受之邪虽一，因其气血筋骨柔脆，故所现之症为异耳。务宜求邪以治，故用药与大人仿佛。凡五六岁以上者，药当减半，二三岁往来者①，四分之一可也。又肠胃柔脆，少有差误，为祸更速，临证尤宜加慎。

小儿太极丸

天竺黄五钱　　胆星五钱　　大黄二钱　　麝香三分　　冰片三分　　僵蚕三钱

共为细末，端午日午时修合，糯米饭杵为丸，如芡实大，朱砂为衣。凡遇疫证，姜汤化下一丸，神效。

【注释】

①二三岁往来：两三岁之间。

【译文】

现在凡是遇到瘟疫之毒流行，大人可以感染，小孩哪里就不能感染呢？只是所受的邪气虽然一样，因为其气血筋骨更加稚嫩柔脆，所以出现的症状不一样而已。务必针对具体的邪气来治疗，所以用药与大人基本一样。凡是五六岁以上的孩子，药量要减半，二三岁左右的孩子，用四分之一的药量就可以了。而且，小孩子肠胃柔弱脆嫩，治疗过程中稍微有些误差，产生祸害就更快，临床尤其需要谨慎。

小儿太极丸

天竺黄五钱　胆星五钱　大黄二钱　麝香三分　冰片三分　僵蚕三钱

一起研成细粉，端午日午时制作，加入糯米饭，捣烂做成药丸，像芡实一样大，用朱砂为衣裹在外面。凡是遇到瘟疫病，用姜汤化开一丸服下，有神奇的效果。

主客交

【题解】

邪气如果不能迅速驱逐出人体，久而久之，就会进入血分，与人体正气交结在一起，成为缠绵不愈的痼疾，攻补疏散都无济于事，本篇即详述这种情况的成因及治法。三甲散多用介类及虫类药，都属于血肉有情之品，能进入人体深处。龟甲、鳖甲、穿山甲、牡蛎，介类养阴，软坚散结；僵蚕、蝉蜕、䗪虫，虫类入络，搜剔顽邪；当归、白芍养血，且引药入血分；甘草解毒，且调和诸药。此方此法，对于我们治疗很多痼疾，尤其是邪入血分的痼疾，都有很强的参考价值。

凡人向有他病尪羸①，或久疟，或内伤瘀血，或吐血、便血、咳血，男子遗精、白浊、精气枯涸②，女人崩漏、带下、血枯经闭之类，以致肌肉消烁③，邪火独存，故脉近于数也。此际稍感疫气，医家、病家，见其谷食暴绝，更加胸膈痞闷、身痛发热，彻夜不寐，指为原病加重，误以绝谷为脾虚，以身痛为血虚，以不寐为神虚，遂投参、术、归、地、茯神、枣仁之类，愈进愈危。知者稍以疫法治之，发热减半，不时得睡，谷食稍进，但数脉不去，肢体时疼，胸胁锥痛，过期不愈。医以杂药频试，补之则邪火愈炽，泻之则损脾坏胃，滋之则胶邪愈固，散之则经络益虚，疏之则精气愈耗，守之则日消近死。

【注释】

①尪羸（wāng léi）：虚弱。

②白浊：又称尿精，在排尿后或排尿时从尿道口滴出白色浊物，可伴小便涩痛。

③肌肉消烁：肌肉迅速消减，尤其指因火邪所致的消瘦。

【译文】

但凡人们以前有其他的疾病，或体质羸弱，或长期疟疾，或有瘀血内伤，或吐血、便血、咳血，男子遗精、小便白浊、精气干枯，女子崩漏、白带异常、血虚闭经之类，以致肌肉消瘦，但是邪火还在，所以脉象接近数脉。这时候只要稍微感染瘟疫邪气，医家和病家，见猛然没有食欲，还有胸膈痞闷、身痛、发热、整夜失眠，就说是原来的病加重了，误认为不能吃东西是因为脾虚，身痛是血虚，失眠是神虚，于是用人参、白术、当归、地黄、茯神、枣仁等药，越吃越病危。知其病者稍微用治瘟疫的方法治疗，发热减半，能睡一会儿，食欲也稍好，就是数脉去不掉，肢体经常痛，胸胁痛如锥刺，很久都不好。医生又屡次试用其他乱七八糟的药，补了以后则邪火更旺，泻了以后则脾胃更伤，滋养则邪气更为胶着坚固，发散则经络更加亏虚，疏通则精气更加消耗，维持原状则一天比一天消瘦，几乎都快死了。

盖但知其伏邪已溃，表里分传，里证虽除，不知正气衰微,不能托出^①,表邪留而不去,因与血脉合而为一,结为痼疾也。肢体时疼者,邪与荣气搏也;脉数身热不去者,邪火并郁也;胁下锥痛者,火邪结于膜膈也;过期不愈者,凡疫邪交卸^②,近在一七^③,远在二七,甚至三七,过此不愈者,因非其治,不为坏证即为痼疾也^④。夫痼疾者,所谓客邪胶固于血脉,主客交浑,最难得解,且愈久益固,治法当乘其大肉未消^⑤,真元未败,急用三甲散,多有得生者。更附加减法^⑥,随其平素而调之。

【注释】

①托出:指人体正气鼓动外邪,推动外邪排出,又叫托邪外出。

②交卸:移交,交接。此处指邪气完全被去除。

③一七:第一个周期七天,下文二七、三七意义同。

④坏证:指经过错误治疗而形成的疾病,比普通疾病更为难治,甚至无法治疗。

⑤大肉:指人体腿、臂、臀部及手上大鱼际处的肥厚肌肉,这些部位的肌肉如果消失,则人必死。

⑥加减法:处方在使用的过程中根据病情等因素添加或减少药物的方法。

【译文】

这是因为医者只知道病人伏邪已经溃散,从表里分头传变,里证虽然除掉了,却不知正气衰弱,不能托邪外出,表邪因此滞留不去,因而与血脉合二为一,结成痼疾。肢体经常痛,是邪气与营气相搏;脉数身热不能去除,是邪气或火都郁滞了;胁下痛如锥刺,是火邪结在膈膜处;长期不能痊愈,是因为凡是瘟疫之邪要完全去除,最快也要七天,慢的需要两个七天,甚至三个七天,过了这个时间还不痊愈,是因为治疗失误,不是坏病就是痼疾。所谓痼疾，就是外来邪气牢牢地胶结在血脉中，邪气跟人体正气混在一起，最难解开，而且越久越坚固。治法，应该趁其大肉还没有消失，真元还没有溃败，赶紧用三甲散，多有能救活的。再附加减之法，根据平素的具体情况而调治。

三甲散

鳖甲　龟甲并用酥，炙黄，为末，各一钱　穿山甲土炒黄为末，五分　蝉蜕洗净，炙干，五分　僵蚕白硬者，切断，生用，五分　牡蛎煅为末，五分，咽燥者酌用　䗪虫三个，干者擘碎，鲜者捣烂，和酒少许，取汁入汤药同服，其渣入诸药同煎　白芍药酒炒，七分　当归五分　甘草三分

水二钟，煎八分，滤清温服。

若素有老疟或瘅疟者①，加牛膝一钱，何首乌一钱。胃弱欲作泻者，宜九蒸九晒。

若素有郁痰者，加贝母一钱。

有老痰者，加瓜蒌霜五分，善呕者勿用。

若咽干作痒者，加花粉、知母各五分。

若素有燥咳者②，加杏仁捣烂一钱五分。

若素有内伤瘀血者，倍䗪虫，如无䗪虫，以干漆炒烟尽为度，研末五分，及桃仁捣烂一钱代之。

服后病减六七，余勿服，当尽调理法。

【注释】

①老疟：指久病未愈的疟疾。瘅疟：只有热象没有寒象的疟疾。

②燥咳：即干咳，因阴虚或燥邪而导致。

【译文】

三甲散

鳖甲　龟甲都用制得酥脆的，炙黄，打成粉，各一钱　**穿山甲**用土炒黄，打成粉，五分　**蝉蜕**洗净，炙干，五分　**僵蚕**用白而硬的，切断，用生的，五分　**牡蛎**煅为粉末，五分，咽喉干燥的人酌情使用　**䗪虫**三个，如果是干的，就擘碎；如果是新鲜者，就捣烂，加酒少许，取汁，加入汤药同服；取汁后的渣入群药同煎　**白芍药**酒炒，七分　**当归**五分　**甘草**三分

加水二钟，煎到还剩八成水，滤清汁，温服。

如果患者平素有老疟或瘅疟，加牛膝一钱、何首乌一钱。如果胃弱，服药腹泻，这两味药可以九蒸九晒。

若平素有郁结的痰，加贝母一钱。

有长期的顽痰，加瓜蒌霜五分，经常呕吐的人不要用。

如果咽喉干痒，加花粉、知母各五分。

如果平素有干咳，加杏仁捣烂一钱五分。

如果平素有内伤瘀血，䗪虫的用量加倍，如果没有䗪虫，可用干漆炒到没有烟为止，研成碎末五分及桃仁捣烂一钱来代替。

服此方后，病减去六七成，就不要再服了，应当使用调理的方法。

调理法

【题解】

大病之后，胃口渐开，但胃气还非常微弱，因此需要小心呵护。本篇所论，即瘟疫病后饮食调理之法。全程循序渐进，所谓精心调理，莫过于此。

凡人胃气强盛，可饥可饱，若久病之后，胃气薄弱，最难调理。

　　盖胃体如灶,胃气如火,谷食如薪。合水谷之精微升散为血脉者如焰①,其糟粕下转为粪者如烬②。是以灶大则薪多火盛,薪断而余焰犹存,虽薪后续而火亦燃。若些小铛锅③,止宜薪数茎,稍多则壅灭,稍断则火绝,死灰而求复燃,不亦难乎?

【注释】

①水谷之精微:饮食经消化后的精华物质。

②烬:即灰烬,物体燃烧后剩下来的东西。

③小铛(chēng)锅:此处指规模很小的锅灶。

【译文】

　　普通的人胃气强盛,可以饿一点,也可以吃饱一点。如果是久病以后,胃气就薄弱了,最难调理。

　　胃就像灶,胃气就像火,食物就像柴。食物消化后的精微物质往上升散,进入血脉,就像火焰;糟粕物质下行,变成粪便,就像灰烬。所以,灶大则柴多,火也旺盛,柴没了,余火还能烧很久,哪怕柴添得迟一点,火也能燃起来。如果是一个小小的锅灶,就只能放几根柴,多了就把火闷灭了,添柴稍微不及时,火就灭了,想在那一点灰烬上再烧起火来,太难了。

　　若夫大病之后,客邪新去,胃口方开,几微之气,所当接续,多与、早与、迟与皆不可也。宜先与粥饮,次糊饮,次糜粥,次软饭,尤当循序渐进,毋先其时,毋后其时①。当设炉火,昼夜勿令断绝,以备不时之用,思谷即与,稍缓则胃饥如灼,再缓则胃气伤,反不思食矣。既不思食,若照前与之,虽食而弗化,弗化则伤之又伤,不为食复者,当如初进法,若更多与,及黏硬之物,胃气壅甚,必胀满难支,气绝谷存②,乃致反复颠倒③，形神俱脱而死矣。

【注释】

①毋先其时，毋后其时：不要过早，也不要过晚。

②气绝谷存：胃气断绝，水谷还没消化。

③反复：疾病反复。颠倒：疾病经过治疗，本应向好的方向发展，颠倒即恶化。

【译文】

如果是大病之后，邪气刚刚去掉，胃口刚开，微弱的胃气，是应该好好维持的，饮食多给、早给、迟给，都不可以。宜于先给些稀粥中的米汤，然后给稀糊，然后给稀粥，然后给软饭，尤其需要循序渐进，不要早给，也不要迟给。应当生起炉火，日夜都不要熄灭，以备不时之用，想吃东西就给一点，稍有迟缓，胃中就会饿得跟灼烧一样，再慢了就伤了胃气，反而又不想吃东西了。到了不想吃东西的时候，如果还按前面的方式给他吃，即使吃了也不能消化，不能消化则又会造成伤害，如果没有造成食复，应当还按最初的进食方法，如果再多给他吃，或给吃黏腻、坚硬的食物，胃气就更加壅闭，一定会胀满，难以忍受，胃气断绝，水谷还没有消化，于是导致病情反复，身体状况倒退，形体和精神都垮掉，然后死去。

统论疫有九传治法

【题解】

疫有九传，是《温疫论》的核心问题，全书都在讨论其具体细节及前前后后，至本篇做一个总结。瘟疫之邪从膜原溃散后，必须从表或从里而解。所谓九传，就是邪气的九种解散方式，即：从表解、表而又表、从里解、里而又里、表里分传、表里分传而又分传、表里偏胜、先表后里、先里后表。每一种传法，其实都是一个治疗的过程。病人体质有不同，疫邪性质也各异,但疫邪要排出人体外,不外乎这九种过程,这也是治疗瘟疫的要领所在。

　　夫疫之传有九,然亦不出乎表里之间而已矣。所谓九传者,病人各得其一,非谓一病而有九传也。盖温疫之来,邪自口鼻而感,入于膜原,伏而未发者,不知不觉。已发之后,渐加发热,脉洪而数,此众人相同,宜达原饮疏之①。继而邪气一离膜原,察其传变,众人多有不同者,以其表里各异耳。有但表而不里者,有但里而不表者,有表而再表者,有里而再里者,有表里分传者,有表里分传而再分传者,有表胜于里者,有里胜于表者,有先表而后里者,有先里而后表者,凡此九传,其去病一也。医者不知九传之法,不知邪之所在,如盲者之不任杖②,聋者之听宫商,无音可咏,无路可适,未免当汗不汗,当下不下,或颠倒误用,或寻枝摘叶③,但治其证,不治其邪,同归于误一也。

【注释】

①达原饮:吴又可自创的方剂,治邪伏膜原。药味组成为:槟榔、厚朴、草果仁、知母、芍药、黄芩、甘草。

②盲者之不任杖:盲人走路不使用拐杖,比喻做事没有依靠。

③寻枝摘叶:比喻着眼于事物表面的、次要的东西,没有抓住根本。

【译文】

　　瘟疫的传变有九种,但也不外乎表里之间而已。所谓九传,每个病人只会出现其中的一种,并不是说一个病会传变九种。温疫的感染,是由于邪气从嘴巴和鼻子进入,在膜原潜伏而未发作的时候,人是觉察不到的。已发作之后,逐渐出现发热,脉象洪而数,这是众人都一样的,宜用达原饮来疏动。接着,邪气一离开膜原,就要观察它的传变,在众人身上的体现多有不同,因为他们表里虚实各不一样。有只走表而不走里的,有只走里而不走表的,有走表然后又走表的,有走里然后又走里的,有同时从表和里走的,有同时从表和里走后再同时从表和里走的,有走表多于走里的,有走里多于走表的,有先走表然后走里的,有先走里然后走表的,九传一共就是这些,目的都是一个,就是去病。医生不知道九传之法,不知道邪在哪里,就像盲人没有了拐杖,像聋人听音乐,没有声音可以听,没有路可以走,于是就未免应当发汗而不发汗,应当泻下而不泻下,或者各种方法颠倒次第而误用,或执着于表面和次要的东西,抓不住根本,只为了消除症状,不去驱赶其邪气,这样只有一个结果,就是误治。

所言但表而不里者,其证头疼,身痛,发热,而复凛凛①,内无胸满腹胀等证,谷食不绝,不烦不渴。此邪气外传,由肌表而出,或自斑消,或从汗解。斑者,有斑疹、桃花斑、紫云斑②;汗者,有自汗、盗汗、狂汗、战汗之异。此病气之使然,不必较论,但求得斑、得汗为愈疾耳。凡自外传者为顺③,勿药亦能自愈。间有汗出不彻,而热不退者,宜白虎汤④;斑出不透,而热不退者,宜举斑汤⑤;有斑汗并行而愈者,若斑出不透,汗出不彻而热不除者,宜白虎合举斑汤。

间有表而再表者,所发未尽,膜原尚有隐伏之邪,或二三日后,四五日后,依前发热,脉洪而数,及其解也,斑者仍斑,汗者仍汗而愈,未愈者,仍如前法治之。然亦希有⑥。至于三表者,更希有也。

【注释】

①凛凛(lǐn):发冷的样子。

②桃花斑：斑出色红成片，状如桃花。紫云斑：发斑色紫成片，像紫
　色的云彩。

③顺：即顺证，指容易治愈，或者能不治而愈的病证。

④白虎汤：药味组成为：生石膏、知母、粳米、甘草。

⑤举斑汤：即托里举斑汤。由白芍药、当归、升麻、白芷、柴胡、穿山
　甲等组成。详见"发斑"条。

⑥希有：即"稀有"。少有。

【译文】

　　所谓只走表而不走里，症状是头疼、身痛、发热，而且身上有凛凛恶
寒的感觉，体内没有胸满腹胀等症状，饮食不受影响，不心烦，不口渴。
这是邪气外传，从肌表往外走，要么通过发斑的形式消去，要么通过出
汗的形式解除。斑，有斑疹、桃花斑、紫云斑；汗，有自汗、盗汗、狂汗、战
汗的不同。这是病气导致的，不必过多比较讨论，只要发出了斑或汗，就
是疾病在好转。凡是疾病从外传的，都是顺证，哪怕不吃药也可能自愈。
间或有汗出得不彻底，而发热不退的，宜用白虎汤；斑出得不透彻，而发
热不退的，宜用举斑汤；有一齐发斑发汗的，如果斑出得不透彻，汗出得
不彻底，而发热不除的，宜用白虎汤合举斑汤。

　　间或有邪从表散后又接着从表散的，是因为没有散尽，膜原还有潜
伏的邪气，或者两三天后，或者四五天后，依然像以前一样发热，脉象洪
而数，到了病解的时候，发斑的仍然发斑，出汗的仍然出汗，然后病愈；没
有痊愈的，依然按照前面的方法来治。但这种情况很罕见。至于还需要
第三次从表散邪的，就更罕见了。

　　若但里而不表者，外无头疼身痛，向后亦无三斑四汗①，
惟胸膈痞闷，欲吐不吐，虽得少吐而不快，此邪传里之上者，
宜瓜蒂散吐之②，邪从吐减，邪尽病已。若邪传里之中下者，
心腹胀满，不呕不吐，或燥结便闭，或热结旁流，或协热下

利,或大肠胶闭,并宜承气辈③,导去其邪,邪减病减,邪尽病已。上中下皆病者,不可吐,吐之为逆,但宜承气导之,则在上之邪,顺流而下,呕吐立止,胀满渐除。

有里而再里者,愈后二三日或四五日,依前之证复发,在上者仍吐之,在下者仍下之,再里者常事,甚至三里者亦有也。虽有上中下之分,皆为里证。

【注释】

①三斑:即上文斑疹、桃花斑、紫云斑。四汗:即上文自汗、盗汗、狂汗、战汗。

②瓜蒂散:催吐剂。本书瓜蒂散由甜瓜蒂、赤小豆、生山栀仁三味药组成。详见"邪在胸膈"条。

③承气辈:即承气汤类方剂,如大承气汤、小承气汤、调胃承气汤等。

【译文】

如果邪气只从里走而不从表走,外没有头疼、身痛,往后也没有各种发斑或出汗,只有胸膈痞闷,要呕吐又吐不出来,虽然吐了一点但不痛快,这是邪气传里而偏上焦,宜用瓜蒂散催吐,邪气通过呕吐而减少,邪气吐尽后病就好了。如果邪气传里而偏中焦、下焦,胸腹胀满,不呕不吐,要么大便干结,要么热结旁流,要么协热下利,要么大肠胶闭,都宜用承气汤类方剂,往下消导邪气,邪气减少则病减少,邪气除尽,病就好了。上、中、下三焦都病了,不可催吐,吐了就会出现逆证,只宜用承气汤把邪气往下引导,这样一来,在上焦的邪气,就会顺流而下,呕吐马上停止,胀满也逐渐消除。

有邪从里走以后再次从里走的,病愈后两三日或四五天,依然按照前面的症状复发,邪在上焦的仍然催吐,邪在下焦的仍然泻下,邪气再次从里走,是常事,甚至第三次从里走的,也是有的。虽有上、中、下三焦之分,但都是里证。

　　若表里分传者,始则邪气伏于膜原。膜原者,即半表半里也。此传法以邪气平分,半入于里,则现里证,半出于表,则现表证,此疫家之常事①。然表里俱病,内外壅闭,既不得汗,而复不得下,此不可汗,强求其汗,必不可得,宜承气先通其里,里邪先去,邪去则里气通,中气方能达表,向者郁于肌肉之邪,乘势尽发于肌表矣,或斑或汗,盖随其性而升泄之也②。诸证悉去,既无表里证而热不退者,膜原尚有已发之邪未尽也,宜三消饮调之③。

　　若表里分传而再分传者,照前表里俱病,宜三消饮,复下复汗如前而愈,此亦常事。至于三发者,亦偶有之。

　　若表胜于里者,膜原伏邪发时,传表之邪多,传里之邪少,何以治之? 表证多而里证少,当治其表,里证兼之;若里证多而表证少者,但治其里,表证自愈。

【注释】

①疫家:患瘟疫的人。

②升泄:升发疏泄。

③三消饮:即达原饮加升散三阳经的柴胡、葛根、羌活,再加泻下的大黄。详见"表里分传"条。

【译文】

　　如果是表里分传,刚开始则是邪气潜伏在膜原。膜原,即半表半里。这种传变的方式是因为邪气对半分开,一半入里,则出现里证,一半出于表,则出现表证,这在感染瘟疫的患者中是经常出现的事。然而,表里都病了,内外都壅滞郁闭了,既无法出汗,又无法泻下,这是不能发汗的,如果强行发汗,势必无效,宜用承气汤,先通其里,里面的邪气先去掉了,体内之气自然通畅，中气才能到达体表，以前郁闭在肌肉中的邪气，乘势都发到体表了，或者发斑或者发汗，都是根据邪气的性质而往上升发疏泄出去。各种症状都去掉了，没有表证和里证，但是发热不退的，是膜原还有已经发出的邪气但还没有发尽，宜用三消饮调理。

如果表里分传以后，再次分传，依然像前面一样，表里都出现症状，宜用三消饮，再像前面一样泻下和出汗，然后痊愈，这也是常事。至于发第三次的，偶尔也会有。

若表证多于里证，膜原伏邪发作，往表传的邪气多，传里的邪气少，如何治疗呢？表证多而里证少的，应当治其表证为主，兼顾里证；如果里证多而表证少，只用治其里证，表证自然痊愈。

若先表而后里者，始则但有表证而无里证，宜达原饮①。有经证者②，当用三阳加法③。经证不显，但发热者不用加法。继而脉洪大而数，自汗而渴，邪离膜原未能出表耳，宜白虎汤辛凉解散，邪从汗解，脉静身凉而愈。愈后二三日或四五日后，依前发热，宜达原饮。至后反加胸满腹胀、不思谷食、烦渴、舌上苔刺等证，加大黄微利之。久而不去，在上者宜瓜蒂散吐之④，在中下者，宜承气汤导之。

若先里而后表者，始则发热，渐加里证，下之里证除，二三日内复发热，反加头疼、身痛、脉浮者，宜白虎汤。若下后热减不甚，三四日后，精神不慧⑤，脉浮者，宜白虎汤汗之。服汤复不得汗者，因津液枯竭也，加人参，覆杯则汗解。此近表里分传之证，不在此例。

若大下后，大汗后，表里之证悉去，继而一身尽痛，身如被杖，甚则不可转侧，脉迟细者，此汗出太过，阳气不周⑥，骨寒而痛,非表证也,此不必治,二三日内阳气自回,身痛自愈。

【注释】

①达原饮:吴又可自创的方剂,治疗邪在膜原。药味组成为:槟榔、草果仁、知母、黄芩、厚朴、芍药、甘草。

②经证:即三阳经症状。如少阳经症状为胁痛、耳聋、寒热、呕而口苦,太阳经症状为腰背项痛,阳明经症状为目痛、眉棱骨痛、眼眶痛、鼻干不眠。详见"温疫初起"条。

③三阳加法:指在用达原饮的过程中,遇到邪气向太阳、阳明、少阳经游溢,所做的加法,分别加羌活、葛根和柴胡。详见"温疫初起"条。

④瓜蒂散:涌吐剂,吴又可所拟瓜蒂散方主治疫邪留于胸膈。药味组成为:甜瓜蒂、赤小豆、生山栀仁。详见"邪在胸膈"条。

⑤精神不慧:指精神不够清爽。

⑥阳气不周:阳气不能周流温煦全身。

【译文】

如果邪气是先走表然后走里,开始则只有表证而没有里证,宜用达原饮。有三阳经证状的,当用三阳加法。如果三阳经证状不显,只发热就不用三阳经加法。接着,脉象洪大而数,自汗而口渴,是邪气离开膜原,但没能从体表透出,宜用白虎汤的辛凉解散其邪,邪从汗而解出,脉静身凉而病愈。病愈后两三天或四五天后,依然像前面那样发热,宜用达原饮。到后来反而增加胸满腹胀、不思饮食、心烦口渴、舌苔芒刺等症状,可加大黄,微微泻下。时间久了,邪气还没去掉,在上焦的宜用瓜蒂散涌吐,在中焦、下焦的,宜用承气汤导邪下行。

如果邪气先走里然后再走表,开始就会发热,渐渐增加里证,泻下后,里证除掉了,两三天内再次发热,而且又增加了头疼、身痛、脉浮等症状，宜用白虎汤。如果泻下后发热减少得不多，三四天后，精神不清爽，脉浮，宜用白虎汤发汗。服白虎汤后不出汗的，是因为津液枯竭，加人参，很快就能汗出而病解。这与表里分传更类似，不在此例。

如果大量泻下后，或大量发汗后，表里的症状都去掉了，继而全身都痛，身上就像被棍子打过，甚则不能翻身，脉象迟而细，这是出汗太多，阳气不能周流温煦全身，所以骨头发冷而且痛，这并不是表证，不必治疗，两三天内阳气自然回归，身痛自然痊愈。

凡疫邪再表再里，或再表里分传者，医家不解，反责病家不善调理，以致反复；病家不解，每责医家用药有误，致病复起。彼此归咎，胥失之矣①！殊不知病势之所当然，盖气性如此②，一者不可为二，二者不可为一，绝非医家、病家之过也，但得病者向赖精神完固，虽再三反复，随复随治，随治随愈。

【注释】

①胥（xū）失之矣：指双方都错了。胥，都。

②气性：指疫邪之气的性质、规律。

【译文】

凡是瘟疫之邪，再传表或再传里，或再次表里分传，医家不能理解，反而责怪病家不善于调理，以至于反复；病家也不理解，也经常责怪医家用药有误，以致疾病复发。互相责怪，其实他们都错了！殊不知这是治疗瘟疫病过程中理所当然的事情，因为这个病的规律就是如此，一次能解决的不可分为两次，需要两次才能解决的不可能合为一次，绝不是医家和病家的过失，只要使患者精气神完好，哪怕再三反复，复发了就马上治疗，也能随治随愈。

　　间有延挨失治^①，或治之不得其法，日久不除，精神耗竭，嗣后更医投药，但将现在之邪拔去，因而得效。殊不知膜原尚有伏邪在，一二日内，前证复起，反加循衣摸床、神思昏愦、目中不了了等证，且脉气渐萎^②，大凶之兆也。譬如行人，日间趱行^③，未晚投宿，何等从容，今则日间绕道，日暮途长^④，急无及矣。病家不咎于前医耽误时日，反咎于后医既生之而复杀之，良可叹也！当此之际，攻之则元气几微，是求速死；补之则邪火愈炽，精气愈燥；守之则正不胜邪，必无生理。三路俱亡，虽有卢扁之技，亦无所施矣。

【注释】

①延挨失治：因在时间上拖延，未能治疗。

②脉气：脉中的精气。

③日间趱（zǎn）行：白天快速赶路。趱，快走。

④日暮途长：到了天黑后还有很长的路程要走。

【译文】

　　间或有因拖延而未能治疗，或治疗不当的病人，很长时间病还没能好，精气和神气都耗尽了，此后再更换医生用药，只不过是将目前的邪气祛除，因此获得了效果。殊不知，膜原还有伏邪存在，一两天以内，前面的症状又起来了，又增加了循衣摸床、神识昏愦、眼睛模糊等症状，而且脉中的精气逐渐枯萎，这是大凶的预兆。好比赶路的人，白天快速赶路，天还没黑就投宿，非常从容；现在白天走了弯路，天黑后还有很多路要走，这就急不得了。病家不责怪前面的医生耽误了时日，反而责怪后面的医生先救了他然后又害了他，真是可叹啊！在这个时候，攻邪则元气微弱，会让病人死得很快；补益则邪火更旺，精气越发枯燥；维持现状则正气不能战胜邪气，必定没有活命的道理。三条路都断了，即使有卢医扁鹊的技术，也没有用了。

正名

【题解】

"正名"一词源于《论语·子路》："名不正则言不顺。"本篇即在书末对"温疫"一词进行说明。之所以不放在书的开头，是为了防止全书行文被概念束缚。而且，此类临证医书，必须开头便讨论临床实践，要避免过多的理论阐述喧宾夺主。

很多人都责怪吴又可温、瘟不分，实际上，本篇已经做了解释。作者并不想把瘟疫限定为一个特定的病，而是尽量打通"温"和"瘟"的界限，使其连成一片。关于"温"和"瘟"，"证"和"症"，历来都有人对其进行区分，而且有理有据，言之凿凿，但在吴又可看来，这些都只不过是同一个字的不同写法而已，完全可以通用。这种通融的态度，不仅不会造成故步自封，反而可以启迪思维，因此是学医者应该有的，这也使本书对后世温病诸家产生了极大的影响。

《伤寒论》曰：发热而渴，不恶寒者为温病。后人省"氵"加"疒"为"瘟"，即温也。如病证之"證"，后人省文作"证"，嗣后省"言"加"疒"为"症"。又如滞下，古人为下利脓血，盖以泻为下利，后人加"疒"为"痢"。要之，古无"瘟""痢""症"三字，盖后人之自为变易耳，不可因易其文，以"温""瘟"为两病，各指受病之原，乃指冬之伏寒至春至夏发为温热，又以非时之气为瘟疫。果尔，又当异证异脉，不然临治之际，何以知受病之不同也？设使脉病不同，病原各异，又当另立方论治法，然则脉证治法，又何立哉？枝节愈繁，而正意愈乱，学人未免有多歧之惑矣。

【译文】

《伤寒论》说，发热而口渴，不怕冷的，是温病。后人省去"氵"加上"疒"，成了"瘟"字，也就是"温"。比如"病證"的"證"字，后人简写作"证"，后来省去"言"加上"疒"，变为"症"。又比如滞下，古人称为下利脓血，把泻叫下利，后人加上"疒"，成为"痢"。总之，古代没有"瘟""痢""症"三个字，是后人自己做了改变而已，不能因为文字改变了，就认为温、瘟是两个病，各有得病的原由，于是把冬天的伏寒到春天和夏天发病称为温热，又把不合时令的气候导致的疾病称为瘟疫。如果真这样的话，又应该有不同的症状、不同的脉象，不然，在治疗的时候，如何知道病源的不同呢？如果脉象和症状不同，病原也各不一样，又要另外立方立论，列出治法，但其脉证治法，又如何立呢？枝节越繁杂，真正要说的东西就越乱，学习者未免因为枝节太多而产生迷惑。

夫温者热之始，热者温之终①，温热首尾一体，故又为热病即温病也。又名疫者，以其延门合户②，如徭役之役，众人均等之谓也。今省文作"殳"加"疒"为"疫"。又为时疫时气者，因其感时行戾气所发也，因其恶厉③，又为之疫疠，终有得汗而解，故燕冀名为汗病④。此外，又有风温、湿温，即温病挟外感之兼证，名各不同，究其病则一。然近世称疫者众，书以"温疫"名者，弗遗其言也。后以《伤寒例》及诸家所议⑤，凡有关于温疫，其中多有误者，恐致惑于来学，悉采以正焉。

【注释】

①温者热之始,热者温之终:温是热的开端,热是温发展的最后结果。这也是疾病发展的特点。

②延门合户:又作"沿门阖户"。即每家每户。

③恶厉:凶险,发病严重、迅速。

④燕冀:指今北京、天津、河北一带。

⑤《伤寒例》:见宋本《伤寒论》卷首,有人认为是张仲景原作,有人认为是晋代王叔和所撰。

【译文】

温是热的开端,热是温的最终结果,温和热从头到尾都是一体的,所以又把热病叫温病。之所以又称其为疫,是因为它挨门逐户传染,就像徭役,众人都一样。现在简写作"殳",又加"疒",则成为"疫"。又把"时疫"叫作"时气",是因为它是感了时行庚气而发,因其凶恶厉害,所以又称为"疫疠",最终会出汗而病解,所以燕冀一带称其为汗病。此外,又有风温、湿温,也就是温病挟外而发的兼证,名称各不一样,追究其病,则是一样的。然而最近的时代,说疫病的人很多,本书以"温疫"为名字,是为了不遗漏他们的言论。后面,是《伤寒例》和后世各家论著中凡是有关温疫的内容,其中有很多错误的,恐怕给以后的学者带来疑惑,我们都采集过来,加以订正。

《伤寒例》正误

【题解】

《伤寒例》是宋本《伤寒论》的开篇之作,对后世影响极深,有人说它是张仲景旧作,当然,更多人认为是晋代王叔和的杜撰,但其中仍有张仲景的很多观点。《温疫论》要纠正人们对温病的错误认识,就要找出这种认识的根源。根源就在于当时的医家对《伤寒论》的理解有偏差,应用起《伤寒论》来也显得机械。本篇探讨《伤寒例》中的不妥之处，已经触及《伤寒论》的内容了。

本篇及下篇，引用前人观点后，吴又可加按语辨正。

《阴阳大论》云①：春气温和，夏气暑热，秋气清凉，冬气冷冽，此则四时正气之序也。冬时严寒，万类深藏，君子固密②，则不伤于寒。触冒之者，乃名伤寒耳。其伤于四时之气，皆能为病，以伤寒为毒者，以其最成杀厉之气也。中而即病者，名曰伤寒，不即病者，寒毒藏于肌肤，至春变为温病，至夏变为暑病，暑病者热极，重于温也。

成注③：《内经》曰"先夏至为温病，后夏至为暑病"，温暑之病，本于伤寒而得之。

【注释】

①《阴阳大论》：此非《黄帝内经》中的《素问·阴阳应象大论篇第五》，而是另有其书，但今已失传。有人认为这是张仲景撰写《伤寒论》的参考书之一。

②君子固密：懂养生之道的人，固护精气、守住神气，不使外泄。

③成注：即成无己对《伤寒论》的注解。成无己（约1063—1156），聊摄（今山东茌平）人，宋金时期医家。著作有《注解伤寒论》《伤寒明理论》等。

【译文】

《阴阳大论》说：春天的气是暖和的，夏天的气是暑热的，秋天的气是清凉的，冬天的气是冷冽的，这是一年四季正气的顺序。冬天的时候非常冷，各种动植物都深藏起来了，懂得养生之道的人，固护精气，守住神气，不使外泄，就不会被寒邪所伤。感触了寒邪的，就叫伤寒。被一年四季的气所伤,都能生病,以伤寒为最甚,因为它是一种肃杀猛厉之气。感受寒邪马上生病的,叫作伤寒,不马上生病的,寒毒藏在肌肤之间,到春天变成温病,到夏天变成暑病。暑病是热到了极点,比温病更重。

　　成无己注解:《内经》说"在夏至日之前发病的是温病,在夏至日之后发病的是暑病",温病和暑病,都是以伤寒为基础而得的。

　　　按:十二经络与夫奇经八脉①,无非荣卫气血周布一身而荣养百骸②。是以天真元气,无往不在,不在则麻木不仁③。造化之机④,无刻不运,不运则颠倒仆绝⑤。然风、寒、暑、湿之邪,与吾身之荣卫,势不两立,一有所中,疾苦作矣,苟或不除,不危即毙。上文所言冬时严寒所伤,中而即病者为伤寒,不即病者,至春变为温病⑥,至夏变为暑病⑦。然风寒所伤,轻则感冒,重则伤寒,即感冒一证,风寒所伤之最轻者,尚尔头疼身痛、四肢拘急、鼻塞声重、痰嗽喘急、恶寒发热,当即为病,不能容隐⑧,今冬时严寒所伤,非细事也⑨,反能藏伏过时而发耶?

【注释】

①十二经络:即手太阴肺经、手阳明大肠经、足阳明胃经、足太阴脾经、手少阴心经、手太阳小肠经、足太阳膀胱经、足少阴肾经、手厥阴心包经、手少阳三焦经、足少阳胆经、足厥阴肝经,它们实现了五脏六腑与四肢百骸的相连以及气机的升降出入,被称为十二正经。奇经八脉:是与十二正经相对应的另一组人体经络,分别是

督脉、任脉、冲脉、带脉、阳维脉、阴维脉、阴跷脉、阳跷脉，它们既不直属脏腑，又无表里配合关系，故称"奇经"。

②百骸(hái)：指人体所有骨节，泛指全身。骸，骨节。

③麻木不仁：即麻木没有感觉。仁，此指敏感。

④造化之机：天地创造和化育万物的玄机。

⑤颠倒仆绝：跌倒昏迷。形容无法进行正常的生命活动。

⑥温病：指由外感温热之邪或内有伏寒化火引起的一类急性热病。

⑦暑病：因受夏季暑邪产生的一系列疾病。

⑧容隐：容纳、潜伏。

⑨非细事：不是细小的事情。

【译文】

　　按：十二经络和奇经八脉，没有哪个不是让卫气营血周行输布于全身，去营养四肢百骸。所以说，人身天然的元气，全身无处不在，如果不在则麻木，没有知觉。天地造化的玄机，没有一刻停止运行，若不运行，人就会昏迷跌倒。风、寒、暑、湿之类的邪气，与人体的营卫之气，是势不两立的，一旦被邪气侵袭，则会出现病苦；如果邪气不能除掉，不是病危就是死亡。上文说，冬季严寒伤人，受寒而马上生病的为伤寒，不马上生病的，到春天变成温病，到夏天变成暑病。但风寒伤人，轻则为感冒，重则为伤寒，哪怕是感冒这个病，风寒所伤中最轻的，尚且有头疼身痛、四肢拘急、鼻塞声重、痰嗽喘急、恶寒发热等症状，当即发病，尚且不能停留和潜伏，现在冬天被严寒所伤，并不是小事，哪里反而能潜藏起来，以后再发病呢？

　　更问何等中而即病？何等中而不即病？何等中而即病者头痛如破，身痛如杖，恶寒项强，发热如炙，或喘或呕，甚则发痉，六脉疾数，躁烦不宁，至后传变，不可胜言，仓卒失治，乃致伤生？何等中而不即病者，感则一毫不觉，既而延至春夏，当其已中之后，未发之前，饮食起居如常，神色声气，纤毫不异，其已发之证，势不减于伤寒？况风寒所伤，未有不由肌表而入，所伤皆荣卫，所感均系风寒，一者何蒙懜①，中而不觉，藏而不知；一者何其灵异②，感而即发？同源而异流，天壤之隔，岂无说耶？既无其说，则知温热之原，非风寒所中矣。

【注释】

①蒙懜（měng）：指反应迟钝。蒙，被遮盖。懜，蒙昧。

②灵异：这里指极其灵敏。

【译文】

　　还要问，什么样的邪气感触了就会马上生病？什么样的邪气感触了不会马上生病？什么样的邪气感触了以后，病人马上头痛得像要破，身上痛得像挨了棍子，怕冷脖子僵硬，发热像被火烤，要么喘，要么呕，甚至痉挛强直，六部脉疾数，心烦躁动不得安宁，至于后来的传变，就更说不清，一不小心治疗错了，就会伤人？什么样的邪气感触了以后不马上生病，感触的时候一丁点都觉察不到，然后拖到春天、夏天，在受邪之后，发病之前，饮食起居跟普通人一样，神情、面色、声音、气息，丝毫都没有不同，到了已经发病的时候，症状和病势都不亚于伤寒？况且，风寒伤人，都是从肌表进入的，所伤的都是营分和卫分，所感受的都是风寒，为什么有的那么反应迟钝，受邪了也没感觉，邪气潜伏了也不知道；有的又那么敏感，受了邪马上就发病？源头上一样，流变过程却不同，这种天壤之别难道没什么说法吗？既然没有什么说法，那么就知道温热的源头，不是中了风寒。

　　且言寒毒藏于肌肤之间，肌为肌表，肤为皮之浅
者，其间一毫一窍，无非荣卫经行所摄之地，即感冒些
小风寒，尚不能稽留，当即为病，何况受严寒杀厉之气，
且感于皮肤最浅之处，反能容隐者耶？以此推之，必无
是事矣。

【译文】

　　而且，说寒毒潜藏在肌肤之间，肌是肌表，肤是皮肤最表浅的地
方，这里哪怕再细小的地方，都是营卫之气运行之处，哪怕是感受再
小的风寒，都不能停留，马上就会发病，何况是受了严寒杀厉之气，
而且是在皮肤最浅的地方感受到的，怎么反而能停留和潜藏呢？由
此推论，必定没有这回事。

　　凡治客邪大法，要在表里分明，所谓未入于腑者，
邪在经也，可汗而已；既入于腑者，邪在里也，可下而
已。果系寒毒藏于肌肤，虽过时而发，邪气犹然在表，
治法不无发散，邪从汗解。后世治温热病者，若执肌肤
在表之邪，一投发散，是非徒无益，而又害之矣！

【译文】

　　凡是治疗外邪侵袭人体的基本方法，关键就在于表里分明，这
就是常说的邪气还没有进入六腑，邪气就在经，可以发汗去邪；既然
进入六腑，则是邪在里，可以泻下而去邪。如果真的是寒毒藏在肌
肤，虽然是以后才发作，邪气也仍然在表，治法也依然是发散，使邪
从出汗而解。后世治温热病的医生，如果坚持认为是潜藏于肌肤的
在表之邪，一用发散药，就是不但没有好处，反而有害处了！

　　凡病，先有病因，方有病证。假令伤寒、中暑，各以病邪而立名，若言热证者，尚可模糊，若以暑病为名，乃是香薷饮之证①，彼此岂可相混？凡客病感邪之重者则病甚，其热亦甚；感邪之轻者则病轻，其热亦微。热之微甚，存乎感邪之轻重也。二三月及八九月，其时亦有病重，大热不止，失治而死者。五六月亦有病轻热微不药而愈者。凡温病四时皆有，但仲夏感者多，春秋次之，冬时又次之，但可以时令分病之多寡，不可以时令分热之轻重也。

【注释】

　　①香薷饮：出自北宋《圣济总录》。药味组成为：香薷、扁豆、厚朴、炙甘草。能祛暑解表、散寒化湿。

【译文】

　　凡是病，先有病因，才有病证。如果是伤寒、中暑，各以病邪而确定名称，如果说它们是热证，还可以模糊处理，如果以暑病为名称，那就是香薷饮证，两者怎么能够混淆呢？凡是外邪为病，感邪重的则病重，其热也重；感邪轻的则病轻，其热也轻微。发热的大小，取决于感邪的轻重。二三月和八九月，也有人病重，高烧不退，误治而死。五六月也有人病轻热微，不吃药就好了的。凡是温病，四季都有，但仲夏患病的人多，春秋次之，冬季更少，只可以根据时令来知道病人的多少，不可以根据时令来判断发热的轻重。

　　是以辛苦之人，春夏多温热病者，皆由冬时触寒所致，非时行之气也①。凡时行者，春时应暖而反大寒，夏时应热而反大凉，秋时应凉而反大热，冬时应寒而反大温，此非其时有其气,是以一岁之中,长幼之病多相似者,此则时行之气也。

然气候亦有应至而不至,或有至而太过者,或未应至而至者,皆成病气也②。

【注释】

①气:在这里指寒、热、温、凉四气。四季对应四气,春温、夏热、秋凉、冬寒。

②病气:在此指的是导致疾病的自然之气。

【译文】

所以,辛苦地从事体力劳动的人,春天、夏天多患温热病,都是由于冬天感触了寒气所致,并非时行之气。所谓时行之气,春天应该暖却反而很冷,夏天应该热却反而很凉,秋天应该凉却反而很热,冬天应该冷却反而很暖,这是不在这个时候却有这个气,所以一年之中,大人孩子的病多有相似的,这就是相似的时行之气导致的。

然而,气也有应该到而没有到的,或者有到了却太过分,或不应该到却到了的,都会成为导致疾病的气。

春温、夏热、秋凉、冬寒乃四时之常,因风雨阴晴稍为损益。假令春应暖而反多寒,其时必多雨;秋应凉而热不去者,此际必多晴;夫阴晴旱潦之不测①,寒暑损益安可以为拘?此天地四时之常事,未必为疫。夫疫者,感天地之戾气也。戾气者,非寒、非暑、非暖、非凉,亦非四时交错之气②,乃天地别有一种戾气,多见于兵荒之岁,间岁亦有之③,但不甚耳。上文所言,长幼之病多相似者,此则为时行之气,虽不言疫,疫之意寓是矣。殊不知四时之气，虽损益于其间，及其所感之病，终不离其本源。假令正二月应暖，偶因风雨交集，天气不能温暖，而多春寒。所感之病，轻则为感冒，重则为伤寒，原从感冒伤寒法治之，但春寒之气，终不若冬时严寒杀厉之气为重，投剂不无有轻重之分，此即应至而不至，至而不去，二事也。

又如八九月，适多风雨，偶有暴寒之气先至，所感之病，大约与春寒仿佛，深秋之寒，终不若冬时杀厉之气为重，此即未应至而至。即冬时严寒倍常，是为至而太过，所感亦不过即病之伤寒耳。假令夏时多风雨，炎威少息④，为至而不及。时多亢旱，烁石流金⑤，为至而太过。太过则病甚，不及则病微，至于伤暑一也，其病与四时正气之序何异耶？治法无出于香薷饮而已。

【注释】

①潦（lào）：古同"涝"。雨水过多，地上积水。

②四时交错之气：寒、暑、暖、凉不同时节之气交错在一起。

③间岁：没有兵荒战乱的年岁。间，同"闲"。

④炎威少息：炎热的威势稍微得以缓和。

⑤烁石流金：火势能把金石融化。形容夏季温度极高。

【译文】

春温、夏热、秋凉、冬寒，是四季的常规之气，因为风雨阴晴，稍微有些增减。假如春天应该温暖却反而多寒冷，那时候必然多雨；秋天应该凉爽而酷热不减，那时候必然多晴天；阴晴旱涝是没有一定的，寒暑的增减哪里会固定呢？这是天地之间一年四季的常事，未必会形成瘟疫。瘟疫，是感天地之间的戾气而产生的。戾气，不是寒,不是暑,不是暖,不是凉,也不是四季之气交错在一起,而是天地之间别有一种的气,多见于兵荒马乱的年岁,普通年份也可能有,只是不剧烈而已。上文所说的,大人小孩的病多相似的,则是时行之气所致,虽然不说是瘟疫,但也含有瘟疫的意思。殊不知,四季之气,虽然其中有一些出入,但到了感受其气而发病的,也不离其本源。假如,正月、二月本应该温暖,有些年份因为经常风雨交加,天气不能变暖,而多春寒。所导致的病,轻则为感冒,重则为伤寒,依然从感冒伤寒的方法治疗,但春寒之气,毕竟不像冬季严寒那么肃杀猛厉,用药也不能没有轻重之分,这就是气应该到而不到,跟其到了却不走,是两回事。

又比如八月和九月,恰好风雨较多,偶尔忽然变得特别冷,所感发的病,大致上与春寒相似,但深秋的寒冷,毕竟不像冬天的肃杀猛厉之气那么重,这就是气本不应该来却来了。哪怕冬季的严寒是平常的多倍,也不过是气到得太多了,所感发的也只不过是马上就发病的伤寒而已。如果夏季风雨较多,炎热的威势稍减,则是热到了但是不够,也就是不及;如果天旱,热得恨不得要把石头和金属熔化了,则为热到了却太过。太过则病得厉害,不及则病得轻微,至于伤暑则是一样的,所得的病与一年四季正气所感发的病有什么差异呢?治法也不外乎香薷饮而已。

其冬时有非节之暖,名曰冬温[①]。

此即未应至而至也。按:冬伤于寒,至春变为温病,今又以冬时非节之暖为冬温。一感于冬寒,一感于冬温,一病两名,寒温悬绝,然则脉证治法又何似耶?夫四气乃二气之离合也[②],二气即一气之升降也,升极则降,降极则升;升降之极,为阴阳离[③],离则气亢,气亢则致病。亢气者冬之大寒，夏之大暑也。将升不升，将降不降，为阴阳合，合则气和，气和则不致病。和气者即春之温暖，秋之清凉也。是以阴极而阳气来，和为温暖；阳极而阴气来，和为清凉，斯有既济之道焉④。若夫春寒秋热，为冬夏之偏气，倘有触冒之者，固可以为疾。若夏凉冬暖，转得春秋之和气，岂有因其和而反致疾者？所以但见伤寒中暑，未尝见伤温和而中清凉也。温暖清凉，未必为病，又乌可以言疫？

【注释】

①冬温：指冬季因气候异常温暖而导致的热性疾病。

②四气乃二气之离合：四气，指寒、热、温、凉。二气，指寒、热。寒热在演变的过程中，出现的中间状态，即温、凉。所以说，四气乃二气之离合。

③升降之极，为阴阳离：升到极点，则阳亢，为大热；降到极点，为阴亢，为大寒。纯阴或纯阳，即阴阳离。其余时候，阴中有阳，阳中有阴，则为阴阳交。

④既济之道：既济，易卦名，为上坎下离，为水火相交，比喻目的已经达到。这里指阴或者阳走到极端后向温暖、清凉的方向发展，表现为既济的状态。

【译文】

冬天有不属于这个季节的温暖，就叫冬温。

这就是不应该来的气却来了。按：冬季被寒邪所伤，到了春天变为温病，现在又以冬季出现不属于这个季节的温暖为冬温。一个是感受了冬季的寒邪，一个是感受了冬季的温暖，一个病名，两种情况，一寒一温，差距很大，可是脉象、症状、治法又怎么这么相似呢？

寒、热、温、凉四气，是寒热二气的分合而形成的，寒热二气又源于同一个气的升降，升到极点就降，降到极点就升；升降到了极点，则阴阳相离，相离就会出现某一气过于亢盛，某一气过于亢盛则导致疾病。这种亢气，就是冬天的严寒，夏天的酷暑。要升不升，要降不降，为阴阳相合，相合则气和，气和则不会导致疾病。和气，就是春天的温暖，秋天的清凉。所以说，阴到了极点，阳气就来了，合在一起就是温暖；阳到了极点，阴气就来了，合在一起就是清凉，这里面有水火既济之道。如果春天的寒、秋天的热，是冬天和夏天的偏气，如果有感触到的，固然可以成为疾病。如果夏凉冬暖，转而得到春天和秋天的和气，哪里有因为气和却反而致病的呢？所以，只看见有伤寒中暑，没听说过"被温和之气所伤"和"被清凉之气所伤"的。温暖和清凉，未必能导致疾病，又如何能形成瘟疫呢？

从春分以后至秋分节前，天有暴寒者，此皆时行寒疫也。三月四月，或有暴寒，其时阳气尚弱，为寒所折①，病热犹轻。五六月，阳气已盛，为寒所折，病热为重。七八月，阳气已衰，为寒所折，病热亦微。其病与温及暑病相似，但有殊耳。

【注释】

①折：折损，遏郁。

【译文】

从春分以后到秋分节前，如果天忽然很冷，都可能导致时行寒疫。三月四月，如果有剧烈的降温，这个时候阳气很弱，被寒气折损遏制，发病的热象还是比较轻微的。五月六月，阳气已经很旺了，如果被寒气折损遏制，发病的热象就重了。七月八月，阳气已经衰微，被寒气折损，发病的热象也很微弱。所发的病与温病和暑病相似，但也有差别。

按：四时皆有暴寒，但冬时感严寒杀厉之气，名伤寒，为病最重，其余三时寒微，为病亦微。又以三时较之，盛夏偶有些小风寒①，所感之病更微矣。此则以感寒之重，病亦重而热亦重；感寒之轻，病亦轻而热亦轻。是重于冬而略于三时，至夏而又略之，此必然之理也。上文所言，三四月，阳气尚弱，为寒所折，病热犹轻；五六月，以其时阳气已盛，为寒所折，病热为重；七八月其时阳气已衰，为寒所折，病热亦微。由是言之，在冬时阳气潜藏，为寒所折，病热更微，此则反见夏时感寒为重，冬时感寒为轻，前后矛盾，于理大违。又春夏秋三时，偶有暴寒所着，与冬时感冒相同，治法无二，但可名感冒，不当另立寒疫之名。若又以疫为名，殊类画蛇添足。

【注释】

①些小：少许，略微。

【译文】

按：四季都有猛然变冷，只有冬季感触严寒的肃杀猛厉之气，才叫伤寒，发病最重，其他三个季节寒气微弱，发病也微弱。在其他三个季节中进行比较，盛夏偶尔有些轻微的风寒，感触之后发病则更轻微。这就是感受的寒邪越重，病就越重，热也越重；感受的寒邪越轻，病就越轻，热也越轻。这就是说，病是冬季重，其他三个季节轻，到了夏天就更轻，这是必然之理。但上文又说，三四月阳气还弱，被寒邪折损，病和热都轻；五六月，因为这时候阳气已盛，被寒邪折损，病和热都重；七八月的时候阳气已经衰微，被寒邪折损，病和热也轻微。由此可见，冬天阳气潜藏，被寒邪折损，病和热应该更轻微，这样,反而是夏天感寒为病重,冬天感寒为病轻了,前后矛盾,在道理上也是说不通的。又,春夏秋三季,偶然有很大的寒气伤人,与冬天的感冒一样,治法没有区别,只可以叫感冒,不应该另外立一个寒疫的名称。如果又将其称为疫,就等于画蛇添足了。

诸家温疫正误

【题解】

对于温病是什么,历代医家都进行了艰苦的探索和大胆的推测,但他们的观点都还不成熟,所以,后世的医家在继承前代医家思想的同时,也对其进行了反思和讨论。本篇列举了张璧、庞安常和朱肱《活人书》中的论述,仔细辨析,指出了前人的不足甚至矛盾之处。在吴又可之后,人们关于温病的认识又上升了许多新的台阶,以至于出现了叶天士、吴鞠通、王孟英、雷少逸、柳宝怡、何廉臣等集大成者。

云岐子[1]:伤寒汗下不愈,过经其证尚在而不除者[2],亦为疫病也。

如太阳证[3],汗下过经不愈,诊得尺寸俱浮者,太阳温病也。

如身热目痛不眠,汗下过经不愈,诊得尺寸俱长者[4],阳明温病也。

如胸胁胀满,汗下过经不愈,诊得尺寸俱弦者,少阳温病也。

如腹满咽干,诊得尺寸俱沉细,过经不愈者,太阴温病也。

如口燥舌干而渴,诊得尺寸俱沉细,过经不愈者,少阴温病也。

如烦满囊缩⑤，诊得尺寸俱微缓，过经不愈者，厥阴温病也。是故随其经而取之，随其证而治之。

如发斑，乃温毒也。

【注释】

①云岐子：即张璧，金代医家，张元素之子，著《云岐子脉法》《伤寒保命集》等。

②过经：在这里指邪气传变，经过了某一经。与东汉张仲景《伤寒论》中说的六经传遍后再传太阳为过经，意义不同。

③太阳证：指太阳经证候，主要是脉浮、头项强痛、恶寒等。太阳，为六经之一，六经分别为太阳经、阳明经、少阳经、太阴经、少阴经、厥阴经。

④尺寸俱长：寸脉和尺脉都比较长，超过其本位。

⑤烦满囊缩：烦热痞满，阴器内缩。

【译文】

云岐子说：伤寒病经汗法或下法后，没有痊愈，邪气传变过了这一经，但这一经的症状还没有去除的，也属于疫病。

比如太阳经证，用汗法或下法后，邪气过了太阳经，但病仍然不能痊愈，诊脉尺脉和寸脉都浮，这是太阳温病。

如果身上发热，眼睛痛，睡眠不好，经汗法或下法后，邪气过了阳明经，但病还不能痊愈，诊脉寸脉和尺脉都长，这是阳明温病。

如果有胸胁胀满，经汗法或下法后，邪气过了少阳经，但病还不能痊愈，诊脉尺脉和寸脉都弦，这是少阳温病。

如果腹部胀满，嗓子发干，诊得寸脉和尺脉都沉细，邪气过了这一经，但病仍然不能痊愈的，这是太阴温病。

如果口干舌燥,渴得厉害,诊得尺脉和寸脉都是沉和细的,邪气过了这一经,但病还不能痊愈的,这是少阴温病。

如果烦热痞满、阴器内缩,诊得寸脉和尺脉都细微、迟缓,邪气过了这一经,病却还不能痊愈,这是厥阴温病。所以,根据邪气所在的经而确定疾病,根据病证来确定治法。

如果发斑,这是温毒。

按:《伤寒》叙一日太阳、二日阳明、三日少阳、四日太阴、五日少阴、六日厥阴为传经尽,七日后传太阳,为过经。云岐子所言伤寒过经不愈者,便指为温病,竟不知伤寒、温病,自是两途。未有始伤寒而过经,变为温病者,若果温病自内达外,何有传经? 若能传经,即是伤寒而非温病,明矣。

【译文】

按:《伤寒论》说邪气第一日在太阳、第二日传阳明、第三日传少阳、第四日传太阴、第五日传少阴、第六日传到厥阴为传变到了尽头,七天后再传变到太阳,叫过经。云岐子所说的伤寒过经仍然不痊愈,便认为是温病,终究不知道伤寒温病,是两回事。不存在一开始是伤寒过经而变成温病的,如果真的温病从内达外,又怎么会有传经? 如果能传经,就是伤寒而不是温病,这就显而易见了。

汪云①:愚谓温与热,有轻重之分。故仲景云:若遇温气,则为温病此叔和之言②,非仲景本论③。更遇温热气,即为温毒,热比温尤重故也。

　　但冬伤于寒，至春而发，不感异气④，名曰温病，此病之稍轻者也。温病未已，更遇温气，变为温病，此病之稍重者也。

　　《伤寒例》以再遇温气名曰温疫。又有不因冬伤于寒，至春而病温者，此特感春温之气，可名春温，如冬之伤寒，秋之伤湿，夏之中暑相同也。按：《阴阳大论》四时正气之序⑤：春温、夏暑、秋凉、冬寒。今特感春温之气，可名春温，若感秋凉之气，可名秋凉病矣。春温可以为温病，秋凉独不可为凉病乎？以凉病似觉难言，勉以湿证搪塞，既知秋凉病有碍，反而思之，则知春温病殊为谬妄矣。以此观之，是春之温病，有三种不同：有冬伤于寒，至春变为温病者；有温病未已，再遇温气而为温病者，有重感温气，相杂而为温病者；有不因冬伤于寒，不因更遇温气，只于春时，感春温之气而病者。若此三者，皆可名为温病，不必各立名色，只要知其病原之不同也。

【注释】

①汪：未知所指何人。此处所引之文，最早出自北宋医家庞安时《伤寒总病论》。

②叔和之言：指晋代王叔和在重新编次东汉张仲景《伤寒论》时擅自添加的话。

③仲景本论：指张仲景《伤寒论》中的论述。

④异气：指其他任何外邪。

⑤《阴阳大论》：为《伤寒论》所引之书，今已佚。

【译文】

　　汪说：我说温与热，有轻重的区别。所以张仲景说：如果感受温气，就会发为温病这是王叔和的言论，不是张仲景说的。再遇到温热之气，就是温毒，原因是热比温更危重。但是冬季伤于寒邪，至春季而发病，没有其他外邪，这叫温病，这是比较轻浅的病。温病没有痊愈，再进一步感受温气，成为温病，这是稍重的病。《伤寒例》认为二次感受温气叫温疫。也有一种情况不是冬季被寒邪所伤，到了春季发温病，这是因为感受春温，可以叫春温，就像冬季的伤寒，秋季的伤湿，夏季的中暑。按：《阴阳大论》里说四季正气的顺序为：春温、夏暑、秋凉、冬寒。现在只有感受的是春温之气，可以叫春温，如果感受的是秋凉之气，也可以叫秋凉病了。春温可以发为温病，秋凉就不能发为凉病吗？因为凉病似乎不好表达，权且用湿证来搪塞，既然知道秋凉病说不过去，反过来思考，就会知道春温病是荒谬的妄说了。由此可见，春天得的温病，有三种不同：有冬天伤于寒邪，到春天变为温病的；有温病没有痊愈，再感受温邪而变为温病，或多次感受温邪之气，杂合而变成温病的；有不因冬季伤于寒邪，也不因再感温邪之气，只因为春季感受春温之气而为病的。这三种，都可以叫温病，没必要各自分类、制定名称，只要知道疾病来源不同就行了。

凡病各有病因，如伤寒自觉触冒风寒，如伤食自觉饮食过度，各有所责。至于温病，乃伏邪所发，多有安居静养，别无他故，倏焉而病①。询其所以然之故，无处寻思，况求感受之际，且自不觉。故立论者或言冬时非节之暖，或言春之温气，或言伤寒过经不解，或言冬时伏寒至春夏乃发按：冬伤于寒，春必病温，出自《素问》，此汉人所撰，晋王叔和又以述《伤寒例》，盖顺文之误也。②，或指冬不藏精，春必病温此亦汉人所撰，但言所丧致病，不言因邪致病③。又见冬时之温病，与春夏之温疫，脉证相同，治法无异。

【注释】

①倏（shū）焉而病：指突然发病。倏，忽然。

②"冬伤于寒"几句：此按语指出吴又可将"冬时伏寒至春夏乃发"
　列在此处不妥，疑为后人按语，或非吴又可原文。

③"此亦汉人所撰"几句：疑为后人按语。

【译文】

　　凡是疾病，都各有病因。比如伤寒，病人自己都觉得是感受了
风寒；比如伤食，病人自己也觉得是饮食过度了，都能找到原因。至
于温病，是身体里潜伏的邪气所发，经常是正常的起居作息，没有别
的原因，突然就生病了。问病人是什么原因，他也找不出，何况感受
邪气的时候，他也不知道。所以，论述这个病的，有人说是冬季出现
了不属于这个季节的温暖，有人说是春天的温邪之气，有人说是伤
寒过经但没有痊愈，有人说是冬季寒邪潜伏到了春夏透发出来，有
人说是冬季肾精不藏到春季必生温病。又看到冬季的温病，跟春夏
的温疫，脉象和症状都一样，治法也没有不同。

　　据云，冬时即病为伤寒，今温病亦发于冬时。思之
至此，不能无疑，乃觉前人所论难凭，务求其所以然之
故，既不可言伤寒，又不可言伏寒，因以冬时非节之
暖，牵合而为病原①。不思严寒酷暑，因其锋利②，人所
易犯，故为病最重。至于温暖，乃天地中和之气，万物
得之而发育③，气血得之而融和。当其肃杀之令④，权
施仁政⑤，未有因其仁政而反蒙其害者。窃尝较之，冬
时未尝温暖，亦有温病，或遇隆冬，暂时温暖，虽有温
病，感温之由，亦无确据，此不过猜疑之说，乌足以为定
论。或言感三春当令之温气为温病，夫春时自应温暖，

责之尤其无谓;或言温病复感温气,而为温病,正如头上安头⑥;或言伤寒汗下过经不愈者为温病,则又指鹿为马。《活人》又以夏应暑而寒气折之⑦,责邪在心,为夏温;秋应凉而大热折之,责邪在肺,为秋温,转属支离。陶氏又以秋感温气而为秋温⑧,明是杂证,叙温者络绎,议论者各别,言愈繁杂,而本源愈失,使学者反增亡羊之惑⑨,与医道何补?

【注释】

①牵合:牵强凑合。

②锋利:这里指严寒酷暑有锋芒,易伤人。

③发育:这里指生长、化育。

④肃杀之令:这里指秋冬季皆气候变冷,万物凋零,与后文"仁政"相对。

⑤仁政:统治者体恤百姓,政策宽松仁厚。这里指天地之气温暖和煦。在五行中,木对应仁,对应春季。

⑥头上安头:比喻多余和重复。

⑦《活人》:即《类证活人书》,北宋朱肱所著的一部伤寒著作。

⑧陶氏:即陶节庵,明代医家,著《伤寒六书》《伤寒全生集》等。

⑨亡羊:即歧路亡羊。山中岔路太多,不知道羊从哪条岔道跑掉了,比喻枝节过多,头绪复杂,使人不得要领。

【译文】

按说,冬季感邪马上生病便是伤寒,现在温病也会发生在冬季。想到这里,就不能没有疑问,于是觉得前人所说的不足为凭,务必推求其中的缘故,既不能说是伤寒,又不能说是伏寒,于是以冬季出现不属于这个季节的温暖,牵强说成是致病的原因。不考虑严寒酷暑,因为它们的锋芒猛厉,人们都容易被伤到,所以导致的病最重。至于温暖,是天地间的中正平和之气,万物都靠它而生长化育,气血因它而融洽冲和。在万物凋零、气候恶劣的时候,遇到温暖,未尝有因为温暖的气候而反受其害的。我曾经比较过:冬季没有温暖,也有温病;或者隆冬季节出现暂时温暖的气候,即使有温病,这是不是温邪的原因,也没有确切证据,不过是猜想,不足以成为定论。还有人说感受春季当令的温气而发为温病,春天本应该温暖,归罪于它更没有意义;有人说温病再感温气而成为温病,就像头上安头;还有人说伤寒病用汗法或下法后邪气过经而病不愈者为温病,也属于混淆是非。《活人书》又认为夏季本应该暑热而被寒邪阻断,邪气在心,这是夏温;秋季本应该凉而被大热阻断,邪气在肺,是秋温,也是不断转移分散。陶节庵又认为秋季感受温邪之气导致秋温,明明是杂证,说是温病的人络绎不绝,议论各有区别,说得越繁杂,本来的面貌就失去得越多,让后世学人反而增加歧路亡羊的感觉,对于医道有什么好处呢?

《活人书》云:夏月发热恶寒头疼,身体肢节痛重,其脉洪盛者,热也。冬伤于寒,因暑气而发为热病,治热病与伤寒同,有汗宜桂枝汤,无汗宜麻黄汤,如烦躁宜大青龙汤[1],然夏月药性须带凉,不可太温,桂枝、麻黄、大青龙须用加减[2],夏至前桂枝加黄芩,夏至后桂枝、麻黄、大青龙加知母、石膏或加升麻,盖桂枝、麻黄性热。地暖处非西北之比[3],夏月服之,必有发黄、出斑之失。热病三日外,与前汤不瘥,脉势仍数,邪气犹在经络,未入脏腑者,桂枝石膏汤主之[4],此方夏至后,可代桂枝证用,若加麻黄,可代麻黄、青龙汤证也。若三月至夏,为晚发伤寒,栀子升麻汤亦暂用之[5]。王宇泰述[6],

万历癸卯,李氏一婿,应举南下,时方盛暑,伤寒,一太学生,新读仲景书,自谓知医,投以桂枝汤,入腹即毙,大抵麻黄桂枝二汤,隆冬正伤寒之药,施之于温病不可,况于热病乎?

【注释】

① 大青龙汤:出自东汉张仲景《伤寒论·辨太阳病脉证并治中第六》。药味组成为:麻黄、桂枝、杏仁、甘草、生石膏、生姜、大枣。主治外感风寒,兼有里热之证。

② 桂枝:此指桂枝汤。药味组成为:桂枝、芍药、生姜、大枣、甘草。麻黄:此指麻黄汤。药味组成为:麻黄、桂枝、杏仁、甘草。大青龙:即大青龙汤。

③ 地暖处非西北之比:指东南气候温暖的地区,跟西北干燥严寒地区不一样。

④ 桂枝石膏汤:出自金代刘完素《素问病机气宜保命集》。药味组成:桂枝、石膏、知母、黄芩。能清热解表、调和营卫。

⑤ 栀子升麻汤:出自北宋朱肱《类证活人书》。药味组成:栀子、升麻、生地黄、柴胡、石膏。能清肌解热。

⑥ 王宇泰(1549—1613):即王肯堂,字宇泰,号损庵,金坛(今江苏常州)人,著有《证治准绳》《医论》《医辨》《胤产全书》《医镜》,辑有《古今医统正脉全书》等。

【译文】

《活人书》说:夏季发热、怕冷、头痛,身体四肢关节沉重而痛,脉象洪盛,这是热。冬季被寒邪所伤,因夏季的暑气而发为热病,治疗热病跟伤寒相同,有汗宜用桂枝汤,无汗宜用麻黄汤,如果烦热躁扰适合用大青龙汤。然而,夏季用药需偏凉性,不可以用太温燥的药,桂枝汤、麻黄汤、大青龙汤需要加减使用。夏至前,桂枝汤需要加黄芩;夏至后桂枝汤、麻黄汤、大青龙汤可加知母、石膏或者加升麻,因为桂枝、麻黄性质温热。

气候温暖的地区,跟西北地区比不得,夏季服用这些方剂,很容易引发黄疸、发斑。热病三天以后,服用前方仍然不能痊愈,脉象的势头仍然是数的,这是邪气仍然在经络,没有进入脏腑,多用桂枝石膏汤加减,这个方子在夏至后,可代替桂枝汤证使用,如果加麻黄,可以替代用于麻黄汤、青龙汤证。如果是在三月到夏天发病,则为晚发伤寒,栀子升麻汤也可以权且使用。王肯堂说,万历癸卯年间,李氏的一个女婿,南下参加科举考试,正值盛暑季节,得了伤寒,一个太学生刚刚读了张仲景的书,自己说懂医术,给他用了桂枝汤,刚喝下去就死了。一般来说,麻黄汤、桂枝汤,是隆冬季节用于治疗真正的伤寒用的药,不能用于温病,更何况热病呢?

　　按:《活人书》以温热病用桂枝、麻黄,虽加凉药,终未免发散之误,不危幸也,岂止三日外与前汤不瘥,脉势仍数而已哉?至此尚然不悟为半里之证,且言邪气犹在经络,仍用桂枝石膏汤,至死无悔。王宇泰非之甚当[1],是以不用麻黄、桂枝,贤于《活人书》远矣。究竟不识温热之源,是以不知用药耳。

【注释】
[1]非之甚当:非议得很恰当。

【译文】
　　按:《活人书》认为温热类的疾病用桂枝汤、麻黄汤,即使加凉药,还是难免有辛温发散的弊端,不出危险就算幸运了,怎么可能三天后服用之前的方子不痊愈,脉象仍然为数的呢?他不知道这是半表半里之证,还说邪气仍然在经络,仍用桂枝石膏汤,直到把病人治死仍不悔改。王肯堂对这个观点的非议是很恰当的。所以不用麻黄汤、桂枝汤,就比《活人书》高明多了。终究是没有认识到温热的源头,所以也不懂用药罢了。

春温

《活人书》曰：春应温而清气折之^①，责邪在肝，或身热头疼，目眩呕吐，长幼率相似，升麻葛根汤、解肌汤^②，四时通用败毒散^③。

陶氏曰：交春后至夏至前^④，不恶寒而渴者为温病，用辛凉之药微解肌，不可大发汗。急证现者，用寒凉之药，急攻之，不可误汗误下，当须识此。表证不与正伤寒同法，里证治法同。

【注释】

①清气：此处指清寒之气。

②升麻葛根汤：出自宋代《太平惠民和剂局方》。药味组成为：升麻、芍药、炙甘草、葛根。具有解肌透疹的功效。解肌汤：版本甚多，北宋朱肱《活人书》中解肌汤的药味组成是：葛根、黄芩、芍药、桂心、麻黄。

③败毒散：即人参败毒散，为益气解表、扶正祛邪之剂，出自《太平惠民和剂局方》。其药味组成为：柴胡、前胡、羌活、独活、桔梗、枳壳、川芎、人参、茯苓、甘草。

④交春：即立春，交立春节气。

【译文】

春温

《活人书》说：春天本该温暖而被清寒之气阻断，当责之邪在肝，可能会身体发热，头痛，眩晕，呕吐，大人小孩的病症都相似，用升麻葛根汤、解肌汤，一年四季都可以用败毒散。

陶节庵说：从立春到夏至前，不怕冷却口渴的是温病，可以用辛凉的药物微微解肌，不可以过量发汗。如果出现急症，可以用寒凉药快速清热，不可以错误地使用汗法和下法，需要认识这一点。春温表证与典型的伤寒不能用同样的治法，里证治法可以相同。

夏温

《活人书》曰：夏应暑而寒气折之，责邪在心，或身热头疼、腹满自利，长幼率相似，理中汤、射干汤、半夏桂枝汤①。

陶氏曰：交夏至，有头疼发热，不恶寒而渴，此名温病，愈加热者为热病，止用辛凉之药解肌，不宜大汗。里证见者，急攻下，表证不与正伤寒同法，里证治法同。

【注释】

①理中汤：出自东汉张仲景《伤寒论·辨霍乱病脉证并治第十三》。药味组成为：人参、白术、炙甘草、干姜。适用于脾胃虚寒引起的各种病症。射干汤：出自宋代王焘《外台秘要》。药味组成为：射干、半夏、杏仁、干姜、紫菀、橘皮、麻黄、独活。主治春冬伤寒，夏秋中冷。半夏桂枝汤：北宋朱肱《活人书》原文为半夏桂枝甘草汤，药味组成为桂心、半夏、炙甘草。

【译文】

夏温

《活人书》说：夏季本应该热而被寒邪阻断，当责之邪在心，可能表现为身热头痛、腹部痞满或腹泻，大人小孩的病症都相似，用理中汤、射干汤、半夏桂枝汤。

陶节庵说：交夏至后，病人头疼发热，不怕冷却口渴，这是温病，越来越热的是热病，只能用辛凉药解肌发表，不宜过度发汗。出现了里证，要赶紧用攻下法，夏温的表证与典型的伤寒不能用同样的方法，里证治法相同。

秋温

《活人书》曰：秋应凉而大热折之，责邪在肺，湿热相搏，民病咳嗽，金沸草散、白虎加苍术汤[①]；病疸发黄，茵陈五苓散[②]。

陶氏曰：交秋至霜降前，有头疼发热、不恶寒、身体痛、小便短者，名湿病，亦用辛凉之药，加疏利以解肌，亦不宜汗。里证见者，宜攻下，表证不与伤寒同治。

【注释】

①金沸草散：出自北宋朱肱《活人书》。药味组成为：前胡、荆芥、半夏、赤芍药、细辛、炙甘草、旋复花、麻黄。具有发散风寒、降气化痰的功效。白虎加苍术汤：出自《活人书》。药味组成为：知母、炙甘草、石膏、苍术、粳米。具有清温燥湿的功效。

②茵陈五苓散：出自东汉张仲景《金匮要略·黄疸病脉证并治第十五》。药味组成为：茵陈蒿、茯苓、泽泻、猪苓、桂枝、白术。具有温阳化气，利湿行水的功效。

【译文】

秋温

《活人书》说：秋季本应该凉而被大热阻断，当责之病邪在肺，湿与热交争，人们多生咳嗽病，可用金沸草散、白虎加苍术汤；生黄疸病，身上发黄，宜用茵陈五苓散。

陶节庵说：立秋至霜降前，出现头痛发热、不怕冷、身体疼痛、小便短的情况，叫湿病，也是用辛凉的药，加疏散通利的药解肌，也不宜用汗法。出现了里证，宜用攻下法，秋温表证不可以跟伤寒用同样的方法。

冬温

《活人书》曰：冬应寒而反大温折之，责邪在肾，宜葳蕤汤[1]。

丹溪曰[2]：冬温为病，非其时有其气者。冬时严寒，君子当闭藏而反发泄于外，专用补药带表药。

【注释】

①葳蕤（wēi ruí）汤：出自唐代孙思邈《千金要方》。药味组成为：葳蕤（即玉竹）、白薇、麻黄、独活、杏仁、川芎、甘草、青木香、生石膏。具有滋阴清热、止咳平喘的功效。

②丹溪：即朱丹溪，"金元四大家"之一，元代医家。

【译文】

冬温

《活人书》说：冬天本应寒冷而被温热阻断，当责病邪在肾，宜用葳蕤汤。

朱丹溪说：冬温所发的病，温热之气出现在不该有的时节。冬季天气严寒，会养生的人懂封藏之道，而现在反而向外散泄，宜用补药，兼带解表。

按，西北高厚之地，风高气燥，湿证希有；南方卑湿之地[1]，更遇久雨淋漓，时有感湿者。天地或时久雨，或时亢旱，盖非时令所拘，故伤湿之证，随时有之，不待交秋而后能也。推节庵之意，以至春为温病，至夏为热病，至秋似不可复言温热，然至秋冬，又未免温病，只得勉以湿证抵搪[2]。且湿为杂证，更不可借此混淆。惟其不知温病四时皆有，故说到冬时，遂付之不言。王宇泰氏因见陶氏不言，乃引丹溪述非其时有其气，以补冬温之缺。然则冬时交错之气，又不可以为冬温也。

《活人》但言四时之温，盖不知温之源，故春责清气，夏责寒气，秋责热气，冬责温气，殊不知清、温、寒、热，总非温病之源。复以四时专令之脏而受伤，不但胶柱鼓瑟③，且又罪及无辜矣。

【注释】

①卑湿：地势低，气候潮湿。

②抵搪：抵充，搪塞。

③胶柱鼓瑟：意思是用胶把柱粘住以后奏琴，柱不能移动，就无法调弦。比喻固执拘泥，不知变通。出自西汉司马迁《史记·廉颇蔺相如列传》："蔺相如曰：'王以名使括，若胶柱而鼓瑟耳。括徒能读其父书传，不知合变也。'"柱，瑟上用以调弦的短木。

【译文】

按：西北地区地势高，风大，气候干燥，湿证比较少见；南方地势低，气候潮湿，又加上长时间下雨，所以经常有感受湿邪的人。天地之间有时持续下雨，有时又非常干旱，也不受时令的约束，所以伤湿的情况，随时可能有，不用等到交秋后才有。推测陶节庵的意思，以春季为温病，夏季为热病，到了秋季似乎不可以再说温热病，然而到了秋冬，又难免温病，只能勉强以湿证来搪塞。而且湿证为杂证，更不可以借这个来混淆。因为他不知道温病在四季都有，所以说到冬季，他只能不说。王肯堂看到陶节庵没有说，于是引用朱丹溪的论述，说是某种气候出现在了不合适的时节，以补充了冬温论述的缺失。然而冬季寒热交错的气候，又不能笼统地认为是冬温。

《活人书》只知道四季都有温病，而不知道温病的根源，于是春天归咎于清凉之气,夏天归咎于寒气,秋季归咎于暑热之气,冬季归咎于温暖之气,殊不知,清气、温气、寒气、热气,都不是温病的根源。又认为四季的温病会有与之相应的脏腑受伤,不仅是拘泥死板,而且又伤害了很多无辜的性命。

中华经典名著
全本全注全译丛书
（已出书目）

文史通义

老子

道德经

鹖冠子

黄帝四经·关尹子·尸子

孙子兵法

墨子

管子

孔子家语

吴子·司马法

商君书

慎子·太白阴经

列子

鬼谷子

庄子

公孙龙子(外三种)

荀子

六韬

吕氏春秋

韩非子

山海经

黄帝内经

素书

新书

淮南子

九章算术(附海岛算经)

新序

说苑

列仙传

盐铁论

法言

方言

潜夫论

政论·昌言

风俗通义

申鉴·中论

太平经

伤寒论

周易参同契

人物志

博物志

抱朴子内篇

抱朴子外篇

西京杂记

神仙传

搜神记

拾遗记

世说新语

弘明集

齐民要术

刘子

颜氏家训

中说

帝范·臣轨·庭训格言

坛经

大慈恩寺三藏法师传

蒙求·童蒙须知

茶经·续茶经

玄怪录·续玄怪录

酉阳杂俎

化书·无能子

梦溪笔谈

北山酒经(外二种)

容斋随笔

近思录

传习录

焚书

菜根谭

增广贤文

呻吟语

了凡四训

龙文鞭影

长物志

天工开物

溪山琴况·琴声十六法

温疫论

明夷待访录·破邪论

陶庵梦忆

西湖梦寻

幼学琼林

笠翁对韵

声律启蒙

老老恒言

随园食单

阅微草堂笔记

格言联璧

曾国藩家书

曾国藩家训

劝学篇

楚辞

文心雕龙

文选

玉台新咏

词品

闲情偶寄

古文观止

聊斋志异

唐宋八大家文钞

浮生六记

三字经·百家姓·千字
文·弟子规·千家诗

经史百家杂钞